QUATRIÈME ÉDITION

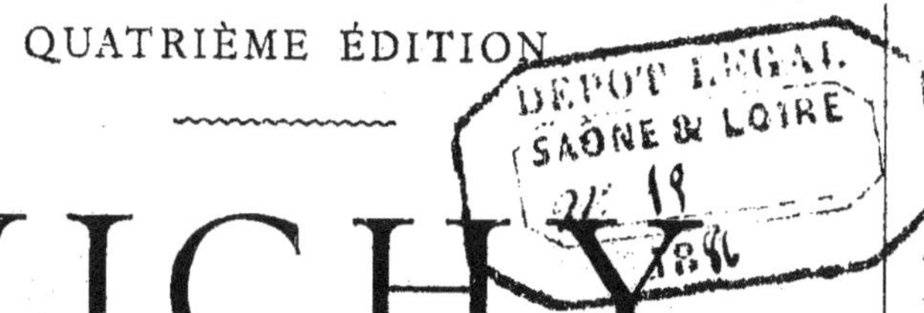

VICHY

ET SES

EAUX MINÉRALES

Description des sources; Leurs propriétés;
Maladies traitées à Vichy;
Indications et contre-indications de la cure alcaline;
Régime et hygiène des malades;
Renseignements divers,

PAR LE

Dr L. GRELLETY

MÉDECIN CONSULTANT A VICHY

Médaille d'argent des eaux minérales décernée par l'Académie; Secrétaire de la Société de thérapeutique; Membre des Sociétés d'hydrologie, d'hygiène; Correspondant de la Société des sciences médicales de Lyon, de la Société centrale du Nord, de la Société des lettres, sciences et arts d'Orléans, des Sociétés médicales de Bordeaux, Tours, Reims, Angers, Limoges, Toulouse, Nice, de la Sarthe et La Rochelle.

PARIS
ADRIEN DELAHAYE & ÉMILE LECROSNIER
Place de l'Ecole-de-Médecine.
1886

VICHY

ET SES

EAUX MINÉRALES

QUATRIÈME ÉDITION

VICHY

ET SES

EAUX MINÉRALES

Description des sources; Leurs propriétés;
Maladies traitées à Vichy;
Indications et contre-indications de la cure alcaline;
Régime et hygiène des malades;
Renseignements divers,

PAR LE

Dr L. GRELLETY

MÉDECIN CONSULTANT A VICHY

Médaille d'argent des eaux minérales décernée par l'Académie; Secrétaire de la Société de thérapeutique; Membre des Sociétés d'hydrologie, d'hygiène; Correspondant de la Société des sciences médicales de Lyon, de la Société centrale du Nord, de la Société des lettres, sciences et arts d'Orléans, des Sociétés médicales de Bordeaux, Tours, Reims, Angers, Limoges, Toulouse, Nice, de la Sarthe et La Rochelle.

PARIS
ADRIEN DELAHAYE & ÉMILE LECROSNIER
Place de l'Ecole-de-Médecine.
1886

CONSIDÉRATIONS

PRÉLIMINAIRES

Ce livre, bien que modifié dans son titre, doit être considéré comme la 4e édition du travail que j'ai publié en 1874, réédité en 1877 et 1883. — Le bon accueil que j'ai reçu jadis m'a engagé à revenir à la charge.

J'ai fait mon possible pour concentrer dans cette nouvelle édition tous les faits intéressants que l'expérience des autres et la mienne propre m'ont appris, depuis quinze ans, sur Vichy. — J'y parle en particulier de toutes les nouvelles sources découvertes depuis cette époque.

J'ai refondu et complété plusieurs chapitres; celui consacré au diabète, dont je m'occupe avec la plus grande attention depuis longtemps, a été l'objet de soins spéciaux. Il renferme le résumé de nombreuses observations qui me sont personnelles.

Au lieu de faire parade d'une vaine et stérile érudition, j'ai préféré être éclectique et réduire tout le fatras des écoles antagonistes à quelques formules, aussi intelligibles que possible, et basées tout d'abord sur l'observation des faits.

J'estime que les données de la science moderne doivent, dans le plus grand nombre des cas, servir à contrôler, à parfaire, à établir définitivement ce que nos devanciers nous ont transmis. Le progrès, en médecine surtout, est un Janus, dont l'une des faces doit regarder le passé, et l'autre l'avenir, afin de justifier le dire de Pascal : L'humanité est un homme qui vit toujours et qui apprend sans cesse !

Malheureusement, il reste encore bien des points à élucider en ce qui concerne l'action intime des alcalins : aussi ai-je parfois été obligé de m'appesantir longuement sur les questions encore en litige. La parole sera plus tard aux abréviateurs ; nos heureux successeurs pourront être plus vrais et moins prolixes. Mais, en l'état des choses, l'hypothèse, qui est souvent plus séduisante que solide, est encore une ressource, lorsqu'elle s'appuie sur le raisonnement ; le demi-jour est, dans tous les cas, préférable à l'obscurité complète.

Les résultats thérapeutiques sont, du reste, bien propres à engendrer l'optimisme et à triompher du scepticisme le plus enraciné.

C'est à nos ressources hydriatiques qu'il faut tout d'abord attribuer ces salutaires transformations ; la nature nous a prodigué ses trésors et nulle pharmacopée ne saurait rivaliser avec les médicaments qu'elle met à notre disposition.

Les modificateurs hygiéniques ne viennent que secondairement. On pourrait résumer leur influence en deux mots : chercher ce qui est salutaire, éviter ce qui est nuisible.

Les distractions douces et agréables, le spectacle de nos pittoresques campagnes, les charmes d'une brillante société, prédisposent favorablement l'économie à une rénovation complète et ajoutent leurs heureux effets à ceux de la médication alcaline.

Ce serait une erreur d'aller plus loin et de rapporter exclusivement aux circonstances accessoires de la médication hydro-minérale, aux nouvelles conditions hygiéniques, dans lesquelles se trouvent placés les malades, la puissance curative des eaux. Il suffit, en effet, d'examiner chacun des éléments du problème, sans parti pris, pour se convaincre de l'exactitude de cette assertion. Le voyage qu'il faut faire pour se rendre à Vichy est le plus souvent une occasion de fatigues excessives; il est fréquemment tenté avec de légitimes appréhensions, et nombre de valétudinaires ne se risquent à l'accomplir qu'avec l'espérance d'avoir une compensation auprès des sources.

Si la cohue des baigneurs ne se composait que d'habitants des villes, on pourrait invoquer, comme nous le faisons plus loin, les bienfaits de l'air pur et du changement de milieu; mais la campagne, et je comprends dans ce mot les localités moins peuplées que notre station, fournit presque autant de malades que les cités populeuses.

Il en est de même des autres considérants que l'on voudrait faire entrer en ligne de compte, d'une façon trop prépondérante : beaucoup de nos visiteurs trouvent, chez eux, une installation plus confortable, une nourriture plus succulente, que dans les meilleurs hôtels. Enfin, si, pour un certain nombre d'entre eux, l'éloignement des affaires ou des causes qui ont engendré leur affection, suffit pour amener le calme de l'esprit et préparer la guérison, pour quelques autres, la privation des joies domestiques se fait cruellement sentir. Quant aux distractions, elles dépassent trop souvent le but ou laissent les étrangers indifférents; par conséquent, il serait injuste de faire passer l'influence des agents moraux avant celle des principes minéralisateurs.

Afin de bien établir l'efficacité des eaux minérales, le corps médical tout entier doit réagir contre l'engouement systématique du public, qui, par reconnaissance ou par ignorance, voit partout des panacées. Je sais que quelques confrères font remonter jusqu'à nous la responsabilité de ces opinions fantaisistes. C'est un tort, car nul plus que les spécialistes n'est intéressé à bien établir l'importance de la médication alcaline, à restreindre le cadre des maladies qui relèvent de cette médication. Notre tâche devient alors plus facile et le succès plus constant.

Pour mon compte, je ne me suis rigoureusement occupé que des maladies qui doivent et peuvent être traitées avec succès aux eaux de Vichy.

Les descriptions pathologiques qui suivent ont été faites dans cet esprit : j'ai tenu à bien distinguer les unes des autres les affections similaires et à bien indiquer à quelle période de la maladie le traitement alcalin peut être réellement profitable.

Ces données sont de la plus haute importance, et c'est pour ne pas en avoir tenu compte, que des malades abandonnés à leur propre direction ont été cruellement éprouvés par nos eaux, après en avoir obtenu quelques années auparavant de bons résultats.

C'est ainsi qu'une gravelle urique, après avoir été considérablement amendée pendant une saison thermale, pourra être aggravée l'année suivante par le traitement, si dans l'intervalle elle s'est compliquée de cystite ou d'une lésion des reins. Ces modifications constituent une contre-indication qui peut parfaitement échapper au malade, ou, du moins, le laisser indifférent, si elle attire son attention. Nous avons parlé d'affections similaires; il est indispensable de les distinguer les unes des autres : ainsi, tandis que la gravelle urique sera guérie par les eaux de Vichy, les autres formes de gravelles seront presque toujours aggravées par leur usage.

Quant au moment opportun pour administrer les eaux, il faut également en tenir compte, puisque les eaux de Vichy ne sont utiles que dans certaines phases pathologiques; c'est ainsi qu'elles n'ont de chance de réussir que dans les deux premiers degrés de la néphrite parenchymateuse et interstitielle, que dans le diabète floride, que lorsque la goutte n'a pas complètement débilité le malade et qu'il existe de la dyspepsie, etc.

En résumé, nous avons uniquement envisagé la pathogénie, la symptomalogie, le diagnostic des maladies, au point de vue du traitement; notre objectif continuel a été de dégager et de mettre en lumière tout ce qui pouvait aboutir à une guérison prompte et radicale.

Vichy n'a cessé de grandir depuis dix ans; c'est aujourd'hui une ville d'eaux sans rivale, où, de tous les points du monde, on court faire emplette de santé.

On y vient de plus en plus tous les ans, comme d'ailleurs dans les autres stations balnéaires et sur nos plages. — Cette affluence n'est pas affaire de mode, comme on l'a dit; elle est la conséquence de soucis hygiéniques que nos pères n'avaient pas et qu'ils n'auraient pas pu réaliser facilement d'ailleurs, alors que les chemins de fer n'existaient pas ou étaient moins nombreux ; aujourd'hui le plus petit bourgeois, lorsqu'il ne suit pas lui-même un traitement hydro-minéral, entend faire respirer à ses enfants, au moins une fois par an, pendant quelques semaines, un air pur et fortifiant, et il a parfaitement raison !

Il n'y a plus que quelques esprits attardés capables de croire qu'on vient uniquement aux eaux pour..... s'amuser, pour suivre le sillage des robes, pour vivre en pacha dans un milieu mahométan peuplé de femmes exquises, pour exhiber des costumes à sensation, pour acheter des bibelots avariés, pour jouer et perdre son argent.

Pour eux, Caprée ne vit jamais des orgies d'écrevisses bordelaises et de chorégraphie comparables.

Ce sont des préjugés et des erreurs d'un autre âge. A Vichy, en particulier, on vit très simplement, très doucement, sans pose, sans exhibitions ruineuses, sans assauts de toilettes. — Il y a autant de grands noms qu'autrefois; mais ils se dissimulent discrètement et ne cherchent pas à étonner la galerie.

Les raffinés se plaignent que le bain de mer soit devenu accessible à l'universalité des caleçons de France et que les naïades de toutes les stations thermales soient courtisées, même par la plèbe et la roture.

Pourquoi déplorer ce débordement démocratique? Empêche-t-il les coteries, les agglomérations d'élite, les affinités, les sélections?

La véritable élégance coudoyée par le peuple souverain n'en ressort que mieux.

Quant à la dame de pique, je vous l'abandonne; on joue encore trop, *partout*. Certaines sources ne retrouveront leur renom d'efficacité que lorsque le jeu, père de tous les vices, aura cessé de masquer leurs vertus et de contrebalancer leurs effets.

Par ce temps d'affaires et d'affairés, le

tripot exerce un pouvoir vraiment despotique sur notre génération ; c'est la plaie hideuse de la fin de ce siècle avancé (à la mode du gibier) ; mais il n'est pas besoin de venir à Nice, à Aix ou à Vichy, pour y coudoyer des aventuriers cosmopolites, le moindre cabaret a des cartes ; on joue jusque dans les plus petites bourgades.

Jetons un voile de pitié et... passons !

Le bon état de nos sources, la garantie de leur émergence, l'aménagement qui en maintient l'existence et la durée, sont *à peu près* irréprochables. — Les sources et les établissements qui y sont annexés sont dans une situation saine, agréable, faciles d'accès même pour les plus infirmes, pourvus d'eaux potables de bonne qualité et en quantité suffisante, à l'abri des débordements, des miasmes des marais, des exhalaisons putrides, en un mot, de tout ce qui peut donner naissance à des infections nuisibles, à des maladies endémiques ou épidémiques. Vichy n'est pas *fiévreux*, comme quelques personnes le croient encore. Il n'y a plus de marécages à redouter

La prospérité toujours croissante de Vichy, qui a reçu 46,000 visiteurs en 1885, s'explique par ceci, que tout y est fait en vue de la guérison des malades. — Si sur d'autres points il existe des dissentiments regrettables, l'accord est du moins unanime pour atteindre ce but; l'ascendant et la connexité des efforts de tout le corps médical sont confondus dans cette même pensée, visent ce même objectif.

Cet heureux *consensus* constitue, à mon sens, un argument de grande valeur pour la suppression des inspecteurs médicaux qui n'ont rien à inspecter et n'ont d'autre mission sérieuse que de faire le service de la gratuité. Pourquoi alors leur donner un titre qui n'a aucun rapport avec leurs fonctions ? L'inspectorat médical a moins sa raison d'être à Vichy que partout ailleurs. La place du principal titulaire est vacante depuis deux ans et rien n'est venu prouver qu'il fallût lui donner un remplaçant ; au contraire !

Lorsqu'il s'agit du progrès et de l'intérêt général, le concours de tous est nécessaire, et ce serait faire en même temps un acte de justice et de bonne administration, que d'en tirer profit, que de ne plus fournir prétexte à de légitimes revendications. — D'ailleurs, le recrutement est devenu une chose malpropre ; c'est le régime du favoritisme politique qui préside aux choix, en dehors de toute considération scientifique ou des droits acquis.

Je terminerai par une critique, qu'il ne faudra pas confondre avec certaines doléances où se devine un petit brin de pose. — Il y a des Parisiens, en particulier, qui éprouvent le besoin de déblatérer quand même, avec un hochement de tête navré de proscrits, contre le *trou* où ils se trouvent, ce trou fût-il représenté par une ville rieuse qui s'étire paresseusement le long d'un lac ou par un de ces endroits bénis, où tout est lumière, fraîcheur et gaieté.

A les entendre, en quittant leur *home*, ils auraient abandonné le paradis terrestre. — Je me défie de leurs quolibets et de la sincérité de leurs regrets.

Cela dit, je dépose mon placet.

Malgré l'affluence tous les ans plus grande des visiteurs, les embellissements et les distractions ne sont pas en rapport progressif avec les millions laissés par eux à Vichy. — On reproche à la Compagnie fermière de piétiner sur place, de rester stationnaire, de répéter régulièrement ses concerts et ses spectacles. — « C'est toujours la même chose, » ai-je entendu dire bien des fois par des goutteux et des diabétiques, de plus en plus nombreux, qui reviennent chaque été sur les bords de l'Allier. — Il serait juste de faire quelque chose pour ces amis fidèles, mais lassés, dont les plaintes s'accompagnent de bâillements.

Il n'est pas étonnant de croiser ensuite des couples somnolents, à la marche traînante, qui en sont réduits à faire du regret en collaboration, à se confier languissamment l'odyssée de leurs maux. — Au repas qui suit, leur verre reste plein et leur conversation..... vide. Ils recommencent le lendemain leur complainte monotone et finissent par faire tache sur le cadre riant qui les entoure.

Cela me paraît un contre-sens et je m'indigne chaque fois que je surprends l'un de nos hôtes errer mélancoliquement à pas comptés, agir comme s'il était dans un promenoir d'hôpital.

C'est une dissonance, cela fait froid au cœur.

Il faut aider tous ces infortunés à vivre; il faut que cette existence creuse soit remplie par les mille petits riens capables de chasser le spleen et d'atténuer l'éloignement des chers absents. Il faut qu'un rayon vienne sourire à travers cette brume et secouer les cerveaux les plus atrabilaires.

Je voudrais les voir constamment épanouis par les échos d'une joie entraînante, je voudrais que chacune de leurs heures fût marquée par une détente ou un délassement.

Nous avons tout intérêt à enchevêtrer les étrangers dans des fils invisibles qui les retiennent ou les ramènent, de façon à ce que leur souvenir n'évoque, plus tard, que des heures délicieuses et des espérances réalisées.

De la sorte, chaque buveur, après avoir oublié les douleurs de la veille et les craintes du lendemain, nous quittera, non seulement avec un estomac neuf, mais encore avec un moral transformé.

Il trouvera qu'il y a presque plaisir à être malade dans notre ville d'eaux, et s'empressera de renvoyer les siens à la fontaine de

Jouvence. — Dix mille personnes de plus viendront s'y abreuver et parleront à leur tour, avec enthousiasme, du tapage fringant des ânes des promenades qui secouent leurs grelots, des étreintes de Kermesse des danseurs de bourrée et du bruit engageant des fourchettes qui se dégage, à certaines heures, des hôtels.

Vichy passera à bon droit pour un foyer de gaieté communicative, qui rayonnera et attirera comme tout ce qui est bon et beau; ce sera le port du salut pour beaucoup de désespérés qui ne croyaient plus au bonheur. Eh! qui sait? dans le nombre, il y en aura probablement qui, venus pour quelques jours, s'y fixeront pour leur vie.

Les autres villes auront des admirateurs, Vichy n'aura que des amoureux!

Pour atteindre ce résultat le plus tôt possible, je forme des vœux ardents pour la réconciliation prochaine de l'État, de la ville et de la Compagnie fermière. — Il est à désirer de voir le bail de cette dernière prolongé sans retard, avec un nouveau cahier de charges naturellement, qui soit en rapport avec les revenus de l'exploitation.

Malgré ses détracteurs obstinés, elle a fait beaucoup pour Vichy; elle en retire de beaux bénéfices, je le veux bien, mais raison de plus pour qu'elle soit disposée à bien soigner la poule aux œufs d'or qui lui a été confiée. — De nouveaux fermiers chercheraient d'abord à s'enrichir avant de vider leur caisse, qu'on ne s'y trompe pas.

J'entrevois une ère inouïe de progrès, si la maudite politique que l'on retrouve partout ne vient pas retarder ou empêcher une entente, si désirable dans l'intérêt de tous.

Cette solution est la seule pratique, à moins que la ville ne puisse obtenir elle-même la nouvelle concession.

L'État serait sage en faisant des sacrifices considérables à la municipalité, pour qu'elle pût exploiter elle-même notre belle station. De la sorte, tous les bénéfices réalisés seraient transformés en embellissements et en améliorations qui feraient de Vichy une ville enchanteresse.

Un dernier mot encore. — Il y a une plaie odieuse qui sévit sur Vichy, c'est le *pistage*, dont on ne saurait trop se garer. On a cherché vainement à le détruire ; cela repullule toujours comme certains parasites d'ordre inférieur.

Les pisteurs ou racoleurs sont chargés, moyennant rémunération de la part de quelques hôteliers, d'amener le client, le pigeon à plumer, au détriment des maisons bien posées, où on peut descendre en toute confiance.

Il y a même trois ou quatre médecins qui usent de ce procédé... délicat. Comme l'individu qui fait le boniment a une remise par chaque tête, on comprend quelle confiance méritent ses indications. — Ce n'est pas tout, ce pauvre hère, généralement besogneux, veut absolument gagner chaque jour la somme assez élevée que lui alloue M. X... ou M. Y... Aussi, il ne recule devant rien, pas même devant la calomnie, pour empêcher la naïve victime qui l'écoute d'arriver à destination. — Je m'étonne toujours qu'il y ait des gens assez simples pour s'en rapporter au premier venu, plutôt qu'à leur conseiller habituel, qui mérite toute leur confiance et qui leur a remis une lettre de recommandation pour un médecin connu de lui.

Il ne faut ajouter aucune confiance aux renseignements des pisteurs et les signaler au commissaire, s'ils sont importuns. — La Société des médecins de Vichy a demandé que dorénavant la liste des consultants fût affichée dans tous les hôtels, elle s'affirmera encore plus, si c'est nécessaire ; elle pourrait user, si elle le voulait, de représailles cruelles contre les logeurs qui induisent sciemment les voyageurs en erreur. Que ce premier avertissement les rendent plus prudents à l'avenir !

Tel qu'il est, je pense que ce livre, destiné à bien préciser le mode d'action de la cure alcaline, est susceptible de rendre quelques services.

Je serai amplement récompensé de mes efforts, s'il contribue à faire mieux connaître les véritables propriétés des eaux de Vichy, et, par suite, s'il attire autour des sources un plus grand nombre de malades.

Dr L. G.

COUP D'ŒIL SUR VICHY

Bien que ce livre soit exclusivement médical, je ne puis m'empêcher de consacrer quelques lignes de description à notre cité thermale.

Sans avoir recours à toutes les épithètes de Mme de Sévigné, sans invoquer le témoignage emphatique de l'abbé Fléchier, on peut dire que Vichy est une charmante petite ville. Nous ne partageons assurément pas l'enthousiasme de ces deux écrivains pour les rivages de l'Allier; nous ne pensons pas que « le pays soit, seul, capable de guérir », mais nous convenons que la campagne est intéressante, surtout si on a soin de la visiter en artiste et non en malade.

Vichy est à 259 mètres d'altitude. La hauteur moyenne du baromètre est de 735 millimètres.

Comme toutes les autres villes d'eaux, Vichy prétend remonter à l'époque celtique, ou tout au moins à la période gallo-romaine. Mais, malgré les fragments de poterie, les figurines, les pièces de monnaie attribuées aux Arvernes, aucun antiquaire n'a pu réellement reconstituer son extrait de naissance, dans le passé nébuleux des âges.

Quelques savants pensent que le nom d'*Aquæ calidæ*, qui figure sur la table théodosienne, devait désigner Vichy.

C'est à la date de 1065 qu'il est fait mention du premier seigneur de Vichy, Théodebert. — Au XIIe siècle, c'était le siège de l'une des châtellenies du Bourbonnais ; la ville fut plus tard réunie au domaine de la couronne ; elle avait un corps de ville, un grenier à sel et ressortissait à la sénéchaussée de Moulins. Louis II, troisième duc de Bourbon, y fit bâtir un château (la tour actuelle de l'horloge en faisait partie) et fonda le fameux couvent des Célestins, dont quelques restes subsistent encore. — Pris, repris, assiégé, saccagé pendant les guerres de la Praguerie et du Bien public, et plus tard par les huguenots et les ligueurs, Vichy ne se releva de tous ces malheurs que lorsque Henri IV eut pacifié définitivement le royaume de France.

En 1572, Vichy était considéré comme ville close; mais son importance était bien peu considérable, puisque sa part de contribution, pour l'entretien des hommes de guerre, n'était que 66 livres 10 sous.

(V. *Histoire du Bourbonnais*, par Coiffier Demoret, t. II, p. 36.)

On peut être justement fier des progrès accomplis depuis, puisque aujourd'hui la population fixe est de près de dix mille habitants et que la ville est assez grande pour recevoir plus de quarante mille visiteurs, dans l'espace de quelques mois.

La véritable vogue de Vichy remonte au

XVIIe siècle; une foule de hauts personnages s'y donnent rendez-vous. L'abbé Fléchier, alors précepteur des enfants de M. de Commartin, doit être cité en tête de la liste. Il s'y rendit en 1665 et célébra en prose et en vers les sites, l'air pur et les nymphes des bords de l'Allier. Par charité, nous n'insisterons pas sur ses malencontreux essais; il est heureux pour sa mémoire qu'il ait eu des titres plus sérieux pour s'imposer à la postérité.

Le *Mercure galant* du mois de mai 1678 nous apprend que M. le chevalier de Lorraine et M. le marquis de Seignelay, secrétaire d'État, sont depuis quelques jours à Vichy, logés par M. de Pontgibaud, lieutenant-général.

Il ajoute : « M. le duc de Bouillon, grand chambellan de France, Mme la duchesse sa femme, Mme la comtesse de Saint-Aignan et Mme la marquise de Danjeau, femme du gouverneur de la province de Touraine, sont allez boire ces mesmes eaux et s'y baigner. — Vous vous imaginez bien qu'avec tant de personnes du plus haut rang, les divertissements ne manquent pas à Vichy; la joye est fort nécessaire pour faire profiter les remèdes. »

C'est avant tout la physionomie souriante de Mme de Sévigné qui plane avec un charme poétique sur le passé de Vichy. Son gracieux souvenir vit encore dans toutes les mémoires et, à chaque nouvelle saison, les baigneurs s'empressent d'aller visiter le modeste pavillon qui porte son nom.

Le niveau révolutionnaire a rasé le couvent des Célestins, dont l'importance et la richesse sont signalées dans toutes les chroniques, mais il a respecté la maison au pignon élevé qu'habita Mme de Sévigné.

Comme l'a écrit M. Burguières, la gloire littéraire a survécu aux fondations religieuses.

C'est dans sa lettre du 6 août 1675, au comte de Bussy, que Mme de Sévigné récrimine pour la première fois contre sa santé :

« Cette belle santé que vous avez vue si triomphante a reçu quelques attaques dont je me suis trouvée humiliée, comme si j'avais reçu un affront. »

Elle nous apprend plus tard, avec beaucoup de délicatesse, qu'elle a eu un rhumatisme, et que la période de la ménopause et ses dangers viennent d'être heureusement franchis.

Quelques mois après, nous la retrouvons à Vichy, qu'elle a préféré à *Bourbon* (probablement Bourbon-l'Archambault), parce que Vichy est plus près de sa fille.

La première lettre de Vichy porte la date du 20 mai 1676, le surlendemain de l'arrivée de Mme de Sévigné : « J'ai donc pris des « eaux ce matin, ma très chère. Ah! qu'elles « sont mauvaises! On va à six heures à la « fontaine; tout le monde s'y trouve, on boit « et l'on fait une fort vilaine mine, car « imaginez-vous qu'elles sont *bouillantes* et « d'un goût de salpêtre désagréable. On « tourne, on va, on vient, on se promène,

« on entend la messe, on rend ses eaux, on « parle confidemment de la manière dont « on les rend; il n'est question que de cela « jusqu'à midi. »

.... « Je me suis donc assez bien trou- « vée de mes eaux; j'en ai bu *douze verres;* « elles m'ont un peu purgée, *c'est tout ce* « *qu'on désire.* Je prendrai la douche dans « quelques jours. »

J'ai souligné les passages ou les expressions qui m'ont paru réclamer quelques commentaires :

1° Le mot *bouillantes* vise évidemment la source de la Grande-Grille, dont le jaillissement tumultueux, par suite de la présence en grande quantité du gaz carbonique, rappelle le phénomène de l'ébullition, mais dont la température réelle n'est que de 43 degrés centigrades.

Le docteur Desbrest écrivait plus tard : « C'est l'eau de cette source dont tout le monde fait usage, sans savoir pourquoi. »

2° La dose de *douze verres* nous paraît

aujourd'hui..... monstrueuse. — On se contente en l'an de grâce ou de disgrâce 1886 de quatre, au maximum. — Ce sont les abus et la connaissance imparfaite des circonstances qui contre-indiquent l'usage des eaux bicarbonatées sodiques qui ont enfanté le fantôme de la *cachexie alcaline.* — C'est un préjugé d'un autre âge, que rien ne justifie, et qui est resté trop longtemps suspendu, comme une sorte d'épée de Damoclès, au dessus de la célèbre station.

La clinique nous prouve péremptoirement qu'il n'y a pas, qu'il ne saurait y avoir d'accidents consécutifs à une cure rationnelle, bien indiquée et bien dirigée.

3° On désire aujourd'hui autre chose que d'être purgé par les eaux de Vichy. On peut même dire qu'elles laissent fort à souhaiter de ce côté, au début surtout du traitement et lorsqu'on se contente de doses modérées. Il est nécessaire de leur adjoindre certains adjuvants, certaines solutions laxatives, pour leur faire acquérir les propriétés rafraîchissantes, signalées par Mme de Sévigné.

A la date du 28 mai, on lit ceci dans la correspondance de Mme de Sévigné : « J'ai « commencé aujourd'hui la douche; c'est « une assez bonne répétition du purgatoire. « On est toute nue dans un *petit lieu sou-* « *terrain*, où l'on trouve un tuyau de cette « eau chaude, qu'une femme vous fait aller « où vous voulez. Cet état, où l'on conserve « à peine une feuille de figuier pour tout « habillement, est une chose assez humi- « liante. — Derrière un rideau se met quel- « qu'un qui vous soutient le courage pen- « dant une demi-heure; c'était pour moi un « médecin de Gannat, que Mme de Noailles « a mené à toutes ses eaux, qu'elle aime « fort, qui est un fort honnête garçon, point « charlatan, ni *préoccupé de rien*, qu'elle « m'a envoyé par pure et bonne amitié. — « Je le retiens, m'en dût-il coûter mon bon- « net, car ceux d'ici me sont entièrement « insupportables, et cet homme m'amuse.

« — Il ne ressemble point à un vilain « médecin ; il a de l'esprit, de l'honnêteté ; « il connaît le monde ; enfin j'en suis con- « tente.

« Il me parlait donc, pendant que j'étais « au supplice. Représentez-vous un jet « d'eau contre quelqu'une de vos pauvres « parties, *toute la plus bouillante que vous « puissiez imaginer*. — On met d'abord « l'alarme partout pour mettre en mouve- « ment tous les esprits, et puis on s'attache « aux jointures qui ont été affligées ; mais « quand on vient à la nuque du cou, c'est « une sorte de feu et de surprise qui ne « peut se comprendre ; c'est là cependant « le nœud de l'affaire. Il faut tout souffrir, « et l'on souffre tout, et l'on n'est point « brûlée, et l'on se met ensuite dans un lit « chaud, où l'on sue abondamment, et voilà « ce qui guérit. — Voici encore où mon « médecin est bon ; car, au lieu de m'aban- « donner à deux heures d'un ennui, qui ne « se peut séparer de la sueur, je le fais lire

« et cela me divertit. Enfin, je ferai cette « vie pendant sept à huit jours, pendant « lesquels je croyais boire ; mais on ne veut « pas, ce serait trop de choses ; de sorte « que c'est une petite allonge à mon « voyage. »

1° *Le petit lieu souterrain* incriminé plus haut, à bon droit, est aussi l'objet d'un blâme sérieux dans le dictionnaire de M. Bruyen de la Martinière (t. VI, p. 131). J'y relève des plaintes sur la mauvaise installation des bains « qui sont renfoncez et n'ont pas assez d'air. »

L'établissement surnommé prétentieusement la maison du roy et qui a fait place au vaste palais que l'on sait, était un petit logis contenant deux chambres en carré, de plain-pied, dans lesquelles se trouvaient deux piscines. On y descendait par huit degrés ; l'eau était conduite par des canaux et envoyée ensuite dans un réservoir extérieur, à l'usage des pauvres.

Aujourd'hui des centaines de cabines,

propres et confortables, sont mises à la portée de chacun. Les indigents eux-mêmes ont à leur disposition la même eau que les favoris de la fortune.

2° Ce médecin de Gannat qui n'est *préoccupé de rien*, mériterait d'avoir une place à côté des rosières de Nanterre, à moins que Mme de Sévigné n'ait, à la légère ou par modestie, porté sur son compte un jugement trop favorable. J'ignore si ses successeurs, moins réservés que lui, renouvelèrent l'histoire de Suzanne et des deux vieillards; toujours est-il que, quelques années plus tard, le rideau fut considéré comme un rempart trop faible : soit que le courage se fût accru, soit que le petit lieu souterrain eût été modifié, de pareils tête-à-tête, à la sauvegarde d'un rayon douteux de lumière, ne furent plus admis.

3° Evidemment, Mme de Sévigné commet une gasconnade (que ses admirateurs me pardonnent le mot) en parlant de cette eau si bouillante dont on l'asperge. Rien de pareil n'est plus à redouter, car les douches froides ont presque complètement remplacé les ablutions chaudes et l'on a abandonné à des stations voisines le traitement du rhumatisme et des arthrites de toute nature. Le Hammam vaporifère conserve seul le monopole des applications chaudes, étuve, bains turco-romains, bains de vapeur, sudation, etc.; ce sont des médications complémentaires de la cure alcaline; elles nous rendent de grands services, mais elles ne forment plus la base même du traitement et on ne vient pas pour cela à Vichy. On en profite quand on y est pour autre chose, voilà tout.

A la date du 1er juin, je lis ceci :

« ...Mais parlons de la charmante douche,
« j'en suis à la quatrième; j'irai jusqu'à huit.
« Mes sueurs sont si extrêmes que je perce
« jusqu'à mes matelas; je pense que c'est
« toute l'eau que j'ai bue depuis que je suis
« au monde. Quand on entre dans ce lit, il
« est vrai qu'on n'en peut plus. La tête et

« tout le corps sont en mouvement, tous les « esprits en campagne ; des battements par- « tout. Je suis une heure sans ouvrir la « bouche, pendant laquelle la sueur com- « mence et continue deux heures durant ; de « peur de m'impatienter, je fais lire mon « médecin. »

Décidément, Mme de Sévigné était aussi bien trempée au physique qu'au moral, pour pouvoir résister à pareille sudation. — Il n'est pas de coquette, surchargée d'embonpoint et résolue à tout faire pour... réduire, qui fût capable de supporter de pareilles épreuves.

Ah ! la génération actuelle est en décadence, on ne peut le nier, devant une telle vitalité. Aussi cherche-t-elle à se tonifier et non à s'amoindrir.

8 *juin* : « Je suis le prodige de Vichy, « pour avoir soutenu la douche courageuse- « ment. Mes jarrets en sont guéris ; si je « fermais les mains, il n'y paraîtrait plus. « Pour les eaux, j'en prendrai jusqu'à

« samedi ; c'est mon *sixième jour* (au lieu de « 20 à 25 jours) ; elles me purgent et me « font beaucoup de bien. »

12 *juin* : « Personne ne s'est mieux trouvé « de Vichy que moi, car bien des gens pour- « raient dire :

Ce bain si chaud, tant de fois éprouvé,
M'a laissé comme il m'a trouvé.

« Pour moi, je mentirais ; car il s'en faut « si peu que je fasse de mes mains comme « les autres, qu'en vérité ce n'est pas la « peine de s'en plaindre. ».

En 1687, Mme de Sévigné fut envoyée à Bourbon. De là, elle résolut de venir à Vichy, avec la duchesse de Chaulnes, « pour « guérir tout au moins son imagination sur « des manières de convulsions à la main « gauche et des visions de vapeur, qui lui « faisaient craindre l'apoplexie. »

Après avoir repris le chemin de Bourbon, elle y fit venir des eaux de Vichy, qu'elle faisait réchauffer dans les puits de Bourbon.

Elle usait ainsi d'un bain-marie naturel pour rendre aux sources chaudes transportées leur thermalité habituelle. C'est ce qu'on fait encore pour les eaux de la Grande-Grille et de l'Hôpital, quoique en somme le corps médical soit d'avis qu'il faut prendre ces sources sur place et donner la préférence, à domicile, aux eaux froides, telles que les Célestins, Hauterive, Lardy, la source Guerrier à Saint-Yorre, etc.

J'ignore si Claude Maréchal, qui avait écrit un certain nombre d'années auparavant la *Physiologie des eaux de Vichy* (in-18 de 95 p.), vivait encore lorsque Mme de Sévigné vint sur les bords de l'Allier, mais j'ai la preuve de l'existence de deux de ses confrères, Antoine Jolly et Claude Fouët.

C'est probablement à ces deux médecins, car ils n'étaient pas encore au nombre de quarante-cinq, que s'adressaient les aménités signalées plus haut.

Le premier, sur l'instigation de M. de Basville, conseiller du roi et maître des requêtes de son hôtel, a publié en 1675 un opuscule établissant la supériorité des eaux de Vichy (in-18 de 73 p.).

Le second divulgue, en 1679, *le secret des bains et eaux minérales de Vichy* (in-12 de 148 p.).

C'est dans ces divers ouvrages que nous trouverons des données complémentaires sur le traitement suivi par Mme de Sévigné et par les autres malades.

Maréchal donne des renseignements détaillés sur les indications et les contre-indications des eaux, sur la manière de les prendre.

Voici quelques-unes de ses recommandations :

L'été et l'automne sont plus propres que les autres saisons pour suivre le traitement ; il faut interrompre l'usage des eaux, si l'eau se trouble, si le temps devient froid et pluvieux. L'usage de la source choisie sur place fait bien plus de profit qu'à distance.

Il s'oppose à ce que l'eau transportée soit

réchauffée, parce que « les parties les plus « atténuées et subtiles, au moyen desquelles « ces eaux font leur effet, s'évaporent, et ne « restent que les grossières et terrestres. »

Pour lui, « il n'y a temps plus commode « à boire que la matinée. Les malades ayant « fait médiocre exercice à la promenade, « munis d'un verre, ou autre vaisseau « propre, et de pareille capacité à celui « duquel ils se servent en leurs repas ordi- « naires, et venus à la fontaine de laquelle « ils sont conseillés de boire, puiseront dans « le bouillon d'icelle leur verre et sans « aucune retardation ny répugnance, boi- « ront à l'aise ce premier verre, lequel en « mesme temps, ou peu d'intervalle, ils « réitèreront d'un second ou d'un troisième « (si tant est qu'ils y ayent de la facilité), « et après mettront en leur bouche un peu « d'anis, fenouil, canelle, escorce de citron, « ou semblables aromatiques et roboratifs « propres à leur estomach, ou autres parties « incommodées, puis se promèneront un

« peu, afin de bailler temps au ventricule
« de les descharger, et ce faict, en revien-
« dront prendre deux ou trois autres, en
« mesme façon, et ainsi continueront à
« mesmes intervalles de temps lesdits verres
« en prenant plus ou moins à la fois, selon
« la facilité et tolérance de leurs ventricules,
« jusqu'à la quantité qui leur est nécessaire.
« Puis, ayant parachevé de boire pour ce
« jour-là, continueront en lieux propres
« leurs promenades, sans violence, de peur
« de les rendre par l'habitude, plustost que
« par les urines. »

Et plus loin :

« C'est donc superflu et préjudiciable à
« ceux qui rendent douze verres avec facilité
« d'en boire vingt, vingt-cinq ou cinquante
« (ce que j'ay veue), ainsi qu'il est expé-
« dient à personnes jeunes, courageuses. »

Comment donc étaient construits nos aînés pour pouvoir supporter de semblables débauches? Cela nous paraît absolument invraisemblable.

Claude Fouët nous apprend qu'il n'y avait que six fontaines minérales (il y en a une vingtaine aujourd'hui) : « celle des Capu-« cins ou grand puy quarré, la Grille, les « deux fontaines Gargniez, le gros Boulet « et les Célestins. »

« Autour de chaque bassin, ajoute-t-il, « l'on voit un nombre infini de petits bouil-« lons, qui sont autant de tentatives que « font ces prisonnières innocentes, afin de « se communiquer avec plus d'abondance. »

Ce passage signifie clairement que les sources n'étaient pas captées; elles jaillissaient naturellement, sans être à l'abri des perturbations extérieures, de la pluie et des inondations.

C'est ce qui explique pourquoi on interrompait le traitement, lorsqu'il faisait mauvais temps. La fontaine des Célestins, en particulier, était d'un très difficile accès; on y aboutissait par un petit sentier, pratiqué dans la roche même : « Cette route est « dangereuse dans les grandes eaux, dit

« Desbrest; quelquefois la source est cou-
« verte des eaux de l'Allier.» (*Traité des eaux de Châteldon, de Vichy*, etc., 1778, p. 87.)

Depuis nombre d'années déjà, cette source est complètement protégée contre de pareils envahissements; un parc ravissant et de délicieux ombrages ont succédé aux terrains marécageux. Goutteux et diabétiques peuvent s'y rendre, non seulement sans péril, mais d'une façon aussi agréable que pittoresque.

Ailleurs, Claude Fouët recommande :

« De ne prendre pour le dîner que des
« viandes qui ne fatiguent pas l'estomac;
« de bannir les ragoûts et la pâtisserie,
« particulièrement celle où il y a beaucoup
« de sucre. Tous les malades doivent, sans
« scrupule, faire gras tous les jours, s'ils
« n'en sont pas empêchés par quelques
« vœux de religion. »

« De boire des eaux avant de prendre le
« bain, et de ne pas entrer dans celui-ci
« avant que la digestion ne soit faite.

« De se reposer un ou deux jours et puis « se mettre en chemin et ne se point fati- « guer, et surtout les malades étant de « retour chez eux, s'observer encore quel- « ques jours et éviter absolument tout ce « qui avait contribué à leur infirmité. »

Ces dernières prescriptions sont excellentes et ne seraient désavouées par aucun des médecins actuels.

Je pourrais encore citer des recommandations de Jean de Combe, pour l'usage des bains. Il nous avertit qu'il a voulu coucher ses maximes en vers, « espérant qu'on por- « tera plutôt les yeux à leur sens qu'à leurs « rythmes. »

Cette déclaration n'est pas superflue, car leur *rythme* est d'une telle pauvreté que je n'ose même pas en offrir un échantillon à mes lecteurs.

Je ne veux pas quitter Claude Fouët sans faire d'autres citations, qui montreront le chemin parcouru depuis 1679. Voici comment il décrit les effets des eaux de Vichy :

« Je dis que toutes nos fontaines sont purgatives, les unes plus, les autres moins (le contraire serait plutôt la vérité); la fontaine des Capucins et la Grille sont plus balsamiques que purgatives; le Boulet et les autres fontaines froides et tempérées sont plus purgatives, mais moins balsamiques; le Boulet est fort apéritif et désopilatif; la fontaine des Célestins fort apéritive, diurétique et rafraîchissante pour un âge vigoureux; les fontaines Gargniez, comme tempérées, tiennent le milieu; elles purgent, elles poussent par les selles et par les urines sans incommoder ny l'estomac, ny la poitrine, notamment si on les mesle avec celles des Capucins ou de la Grille. »

Plus loin, on lit, à propos de la source des Capucins :

« Lorsqu'il s'agit de fortifier un estomac débile, une poitrine délicate et un cerveau faible, les eaux de cette fontaine satisfont à ces trois indications. » Ces deux derniers états contre-indiquent aujourd'hui le traitement alcalin.

Pour Claude Fouët, nos eaux devaient leurs propriétés uniquement au *nitre*, sel qui, par sa nature, disait-il, approche du *borax fossile*. Les progrès de la chimie ont fait découvrir une trentaine de corps.

Il serait difficile de retenir un cri d'admiration et de reconnaissance en songeant à ce qu'est Vichy aujourd'hui, si on le compare à ce qu'il était à l'époque où des hordes barbares envahirent le Moûtier, sous Philippe le Bel.

Mais, sans remonter si haut, qu'était Vichy en 1830 et même en 1850? Une bourgade sans importance, sans voies de communications ferrées, sans hôtels confortables, avec des marécages, des sources mal captées ou abandonnées, une population pauvre, etc.

Je trouve dans les *Souvenirs* d'Amaury Duval, qui ont paru à la fin de 1885, une lettre de Mme Chassériau (la femme du peintre) à son frère, qui donne une idée drôlatique du théâtre à Vichy, en 1832 :

« Il y a spectacle ici dans une grange, au « dessus d'une écurie. La toile est un affreux « torchon sur lequel on a écrit : *Ecole des* « *mœurs*, et que surmonte « le jeune dra- « peau tricolore ». On a joué *Antony* à cette « Ecole des mœurs. Non, de ta vie, tu ne « verras pareil effet. — Oh ! s'écriait-on de « tous côtés, la *sale pièce* ! Ah ! mon Dieu ! « Et Mme Paturet qui a amené sa fille ! « Enfin, un monsieur dont la femme est de « même naissance qu'Antony, est allé au « chauffoir dans un tel état de colère contre « la « sale pièce », qu'on ne la jouera plus. « L'orchestre se compose d'amateurs de la « ville qui n'ont pu s'accorder une fois : « deux violons, trois bassons et une flûte « avaient si peur de se faire entendre que, « de tout cela, je n'ai pu saisir que le son « d'un petit violon bien pointu. Je n'ose « écrire ce que faisaient les bassons ; mais, « par intervalles, on entendait un bruit « étrange qui nous faisait tressaillir. »

Que diraient les amateurs d'alors et Mme Chassériau elle-même de l'orchestre d'élite et de la salle de spectacle du Casino ? Il leur serait difficile de trouver matière à critique.

Louis XIV commença cette longue série d'améliorations et d'embellissements qui ont fait de Vichy la première station thermale, non seulement de France, mais du monde entier.

MM^{mes} Adélaïde et Victoire de France continuèrent l'œuvre du grand roi.

Mais ce n'est guère que depuis 1861 que cette station thermale est entrée dans la voie de prospérité inouïe, qui lui a valu la visite des hôtes les plus illustres et des malades de toutes les nations.

Il est juste de dire que l'Empire a fait beaucoup pour la station; Napoléon III mérite d'être cité parmi ses bienfaiteurs.

Aujourd'hui, notre cité thermale est sans

rivale et possède toutes les séductions des établissements jadis en vogue sur les bords du Rhin.

Le chiffre des visiteurs, qui était de 20,599 en 1867, de 25,524 en 1872, a atteint le chiffre énorme de 46,000 en 1885. — L'expédition des bouteilles a suivi une progression analogue.

Les étrangers qui ont passé l'hiver dans le Midi et qui tiennent au confortable arrivent de bonne heure, dès la fin d'avril ou les premiers jours de mai. — Lorsque le temps n'est pas pluvieux, le moment est bien choisi; mais c'est surtout à partir du vingt mai jusqu'à la fin de septembre que l'affluence est considérable.

L'arrière-saison, elle-même, comporte des charmes qui font oublier les départs et la chute des feuilles : les réunions deviennent plus intimes, les liaisons plus faciles, plus profondes.

C'est l'époque des longues pérégrinations; on n'a plus à redouter la poussière des routes et les ardeurs d'un soleil de plomb.

> Après l'août fauve, après la splendeur monotone,
> Des grands blés remués par les vents querelleurs,

le ciel n'est plus orageux ; en paix avec la terre, il semble convier les cœurs à la quiétude. Les arbres n'ont plus cette teinte uniforme, dont on a tant abusé pour les abat-jour, sous prétexte qu'elle repose la vue ; comme les coquettes qui pressentent la fin de leur beauté, ils encadrent leurs derniers attraits dans la couleur jaune et dans la pourpre. Le coteau frileux a revêtu une rousse fourrure. — C'est l'heure des nuances délicates, des impressions intimes ; les ramures dorées des buissons et des fourrés chantent moins, mais elles parlent plus éloquemment à la pensée, car les douces choses vont fuir pour de longs mois !

Les malades paisibles, qui préfèrent à la bruyante agitation des foules et à la vie mondaine un peu de solitude et de calme, ne sauraient choisir un moment plus favorable pour venir faire une cure thermale.

Dans cette période, on trouve plus de facilités pour l'heure des bains et des douches, plus de bien-être dans les hôtels, où règne nécessairement moins d'encombrement. La vie est elle-même plus régulière et le traitement n'en donne que de meilleurs résultats.

Septembre nous ramène de nombreuses familles anglaises, descendues des glaciers Suisses ; elles savent qu'à cette époque Vichy se trouve dans d'excellentes conditions d'hygiène, de tranquillité et de température. Sur le terrain du confortable, on peut suivre nos voisins en toute assurance : ils ont inventé le mot, ils ont inventé la chose !

Les évènements de 1870-71, en imposant au patriotisme français le devoir de délaisser les eaux d'Allemagne, ont eu pour résultat de mieux faire connaître et apprécier les ressources dont nous disposons :

« Le séjour de Bade ou de Hombourg, il y a vingt ans, si plein de vie et de gaieté française, est devenu pénible aux anciennes générations et odieux aux nouvelles. Les monuments symboliques, tels que celui du Niedenwald, les inscriptions patriotiques et les bustes de l'empereur Guillaume, de Bismarck et de de Moltke, partout semés à profusion, ravivent des douleurs aiguës et rouvrent des blessures qui saignent au moindre froissement. Si peu chauvin qu'on soit, et l'homme du monde l'est rarement, il suffit d'être patriote, au sens noble du mot, pour éprouver en ces endroits, où joies et malheurs parlent en même temps à nos souvenirs, une sorte de gêne, de malaise, qui finit à la longue par peser comme un cauchemar. Au moral et au physique, cette oppression est insupportable. Les villes d'eaux allemandes sont livrées sans combat aux bottes conquérantes des officiers prussiens. Le militarisme à outrance a ses mauvais côtés et le fracas des sabres fait taire les grelots de la folie! »

(*La Liberté*, 30 août 1885).

Après une pareille constatation, et surtout lorsque la comparaison est tout à l'avantage des sources françaises, nous ne devrions plus avoir à maugréer contre l'indifférence routinière qui poussait jadis les favoris de la fortune vers l'Allemagne, et laissait les établissements français dans un état d'infériorité relative.

Et, cependant, on recommence à retomber dans les anciens errements; les grands consultants *laissent aller* leurs malades à Carlsbad et ailleurs, dans nombre de stations qui devraient être à tout jamais frappées d'ostracisme, *car nous avons l'équivalent* dans notre infortuné pays.

Pour ce qui concerne Vichy, je ne crains pas d'affirmer que notre ville ne laisse rien à désirer, même aux raffinés de la civilisation moderne, qu'un entraînement irréfléchi fait courir après le plaisir, quand la raison commande de chercher la santé, et elle possède des ressources hydriatiques d'une efficacité, d'une abondance incomparables, à l'usage des malades vraiment soucieux de leur existence.

On peut, sans crainte d'être démenti par les faits, appliquer à cette station minérale ce que Gubler disait de la France, en ouvrant un cours de thérapeutique : « Quel autre pays pourrait procurer aux malades une telle réunion de circonstances favorables à la cure? — Où l'étranger trouverait-il un accueil plus bienveillant que chez cette nation courtoise, humaine, généreuse, dont le cœur n'a jamais su nourrir un ressentiment? — En quel lieu le valétudinaire, qui va chercher aux eaux la santé, trouvera-t-il des soins plus éclairés et plus dévoués qu'auprès du personnel médical de nos établissements thermaux, où brillent d'éminentes individualités, et qui, nous pouvons le dire sans flatterie, est généralement composé d'hommes de science et, qui plus est, de conscience? »

Ajoutons, pour être juste, que les étrangers sont, ici, moins exposés que partout ailleurs à être les victimes de la rapacité des maîtres d'hôtel.

Les indigènes de la plupart de nos villes d'eaux considèrent à tort les malades comme une proie qui leur appartient et qu'ils ont le droit de rançonner à discrétion. Il n'en est pas de même à Vichy, et voici pourquoi :

Une quantité exagérée d'hôtels et de maisons meublées a surgi avec une rapidité vertigineuse. La concurrence s'en est mêlée et, aujourd'hui, les hôteliers sont obligés de bien traiter les malades, à des prix rémunérateurs, sous peine de les voir accaparés par le voisin. On peut se loger dans le vieux Vichy, chambre et nourriture réunies, même pour cinq francs par jour. C'est un minimum qui explique comment des personnes peu fortunées ne craignent plus de venir se traiter sur place [1].

L'excellence du climat de Vichy ressort éloquemment de l'immunité remarquable dont ses hôtes y ont joui, alors que le choléra faisait des ravages épouvantables dans la plupart de nos grandes villes.

Les années 1849, 1853, 1864, 1884 et 1885 se sont écoulées comme les précédentes, sans qu'il se soit produit d'observation relative au choléra, qui se développa avec tant de violence sur divers centres de population, même circonvoisins.

Mais ce n'est pas seulement aux époques d'épidémie que Vichy doit servir de refuge à

1. Dans les frais occasionnés par une cure alcaline, il convient de déduire les dépenses inévitables que le malade aurait faites chez lui s'il ne s'était pas déplacé. Or, à Paris, pour ne parler que de la capitale, les conditions d'existence pour chaque jour sont certainement plus onéreuses qu'à Vichy.

ceux qui habitent les grands centres de population. Son hospitalité est profitable en tout temps à ceux qui respirent l'air vicié et confiné des cités populeuses, à ceux qui s'étiolent, qui languissent dans l'enceinte délétère des villes. A ce point de vue, notre station doit progresser de plus en plus comme centre de villégiature, et j'espère voir surgir avant longtemps de nombreux cottages sur la jetée de l'Allier, prolongée à ses deux extrémités. Avis aux exploiteurs de terrains !...

Le changement d'air et de climat a toujours été regardé par les médecins comme un remède très efficace dans la première période de beaucoup de maladies, et la justesse de cette opinion est confirmée par la raison et l'expérience. On remarque journellement que la santé s'améliore lorsque, même pendant peu de temps, on a quitté une grande ville pour habiter la campagne, et il n'est personne qui n'ait eu l'occasion de voir des maladies être arrêtées dans leur marche, parce que celui qui en était atteint avait changé de climat.

C'est ainsi que certaines dyspepsies, pour ne parler que des affections qui se traitent à Vichy, sont souvent suspendues ou guéries, après avoir résisté à un long traitement, par un simple changement de demeure, ou bien, sous l'influence de ce changement, elles cèdent facilement à l'action de remèdes qui auparavant n'avaient fait que peu ou point d'impression sur elles.

Si un résultat aussi marqué est produit par un changement de climat ordinaire, il est raisonnable de penser qu'un changement complet pour l'air, le régime et les habitudes, lorsqu'il s'agit d'une ville comme Paris où l'air est chargé de principes morbifiques, insuffisant, où l'alimentation est sujette à tant de fraudes, où la vie est si enfiévrée, où l'on s'use si rapidement; il est, dis-je, raisonnable de penser qu'un pareil changement est susceptible de remédier à cette débilité des forces vitales, à cette *cachexie* innommée et mal définie qui atteint les habitants des villes.

Les Parisiens ne sauraient préférer impunément, comme Mme de Staël, dans l'amertume de son exil, le ruisseau de la rue du Bac aux plaines Virgiliennes !...

S'ils tombent dans des états constitutionnels, qui n'attendent qu'une cause accidentelle pour se traduire en maladie, c'est précisément parce qu'ils ne savent pas ou qu'ils ne peuvent pas se soustraire à l'empoisonnement qui résulte de l'agglomération. Il suffirait souvent d'une absence de quelques jours, pour arrêter ces tristes dispositions et les changer en apparence de force et de santé.

Un certain nombre d'entre eux, je le sais, viennent chaque année demander au climat de l'Allier de substituer un aliment pur et fortifiant à l'aliment vicieux de leur appareil respiratoire ; mais ce n'est pas assez et il est à désirer que l'affluence soit à l'avenir encore plus considérable.

Tous les âges peuvent s'y donner rendez-vous :

L'âge de la puberté, cette époque de lutte intellectuelle et organique, trouvera dans ce milieu bienfaisant un auxiliaire hygiénique des plus puissants; et plus tard, à l'époque des plaisirs énervants, des passions du cœur, des soucis de la vie, les mêmes moyens, secondés par nos ressources hydriatiques, pourront encore remonter l'énergie organique.

Nombre de femmes épuisées par les nerveuses surexcitations de la vie mondaine ou par des couches laborieuses, répétées, y trouveront les forces qui peuvent rendre les unes mères et soutenir les autres contre les fatigues de la maternité. La vie saine des eaux leur rendra *les roses au visage et la neige.....* où l'on sait, dont parle Musset.

C'est si gentil de réembellir ! — On ne s'y refait pas une virginité ; mais *on s'y refait*, dans le sens que les joueurs ajoutent à ce mot, car on y boit de la santé. Il n'y a qu'une chose dont on ne se guérit pas, c'est de l'envie de recommencer.

Combien d'hommes, de leur côté, qui, usant leur vie dans l'excès du travail ou du plaisir, pourront puiser ici la vigueur dont ils ont besoin pour recommencer la lutte et renouveler l'histoire du Titan de la fable. C'est l'oubli du tracas quotidien, la détente physique et morale.

Enfin, la vieillesse elle-même, la vieillesse affaissée et impressionnable, y rencontrera à son tour, un appui, un contrepoids, des éléments de résistance, qui lui permettront d'arriver sans secousses et sans souffrances à ce repos mystérieux que la nature ménage à tous les êtres, comme une nuit calme après un jour d'agitation !

Le Vichy rayonnant, étincelant des beaux jours, c'est le Vichy des abords du Casino :

« C'est là que palpite l'âme de Vichy, là que se concentre sa vie, là qu'il frémit, qu'il s'agite, qu'il s'enivre de musique et de parfums. »

On a assez célébré les ombrages des deux parcs, les charmes de l'enclos des Célestins, le coquet agencement de l'Eden, le luxe du cercle International, les splendeurs du nouvel Hôtel Guillermin, la fraîcheur, le confortable du théâtre et des salons, l'excellence de l'orchestre, pour que je sois dispensé d'y insister.

LES SOURCES DE VICHY

ET DES ENVIRONS

Les eaux de Vichy viennent au premier rang des eaux bicarbonatées sodiques, par la richesse de leur minéralisation, leur abondance et leur valeur thérapeutique.

D'après Bouquet, les sources ont leur point de départ au dessous des terrains lacustres et sont réellement de formation géologique, comme les roches cristallisées auxquelles elles sont subordonnées. C'est à peine si elles se chargent des principes contenus dans les argiles ou les calcaires supérieurs; elles forment, au contraire, au milieu de ces roches, des dépôts concrétionnés et s'isolent ainsi par un canal à parois solides, empruntées à leur propre substance. Quant à la petite quantité de carbonate et de sulfate de chaux qu'elles ont prise, lors de leur passage dans les couches calcaires, elles ne tardent pas à l'abandonner aussitôt après leur jaillissement, soit dans les tuyaux de conduite, soit dans les bassins de réception. Les concrétions spontanées, signalées tout à l'heure, forment de véritables cheminées autour des canaux naturels d'ascension, qui finiraient par s'obstruer complètement si, de temps à autre, on ne prenait pas le soin de les dégager.

Vichy repose sur une immense nappe souterraine d'eaux minérales, et il serait très facile de forer de nouveaux puits. Chaque particulier aurait le sien si l'Etat n'avait pas fixé un périmètre de protection, pour mettre à tout jamais l'intégrité des sources actuellement exploitées *à l'abri des tentatives de détournement et d'altération*.

En 1853, elles ont été données à bail pour trente-trois années à une Compagnie fermière, moyennant une redevance de cent mille francs par an et la remise à l'hôpital de cinq centimes par litre d'eau expédiée.

En 1864, une seconde convention a augmenté de dix-huit ans cette convention, qui a été ainsi portée à cinquante-un ans, moyennant de nouvelles charges, entre autres la construction du Casino et le payement d'une somme de cinquante-cinq mille francs, payable par semestre au Trésor. Cette somme est destinée aux grosses réparations de l'établissement thermal, aux frais d'entretien des routes thermales, du nouveau parc, de la rivière qui le côtoie et des serres. — L'entretien et les grosses réparations du Casino sont à la charge du Casino. — Toutes les constructions, tous les établissements, qui représentent une valeur de plusieurs millions, feront retour à l'Etat à l'expiration du bail.

Les sources du bassin de Vichy appartiennent en grande partie à l'Etat.

Les plus importantes sont chaudes, ce

qui établit leur supériorité sur les eaux de Vals, qui sont uniformément froides; quelques-unes jaillissent naturellement des entrailles de la terre, et, selon toute probabilité, sont situées à de grandes profondeurs. — Les autres, appelées *artificielles*, n'ont jailli qu'à la suite d'un forage.

Voici les noms des sources du bassin de Vichy :

SOURCES DE L'ÉTAT

Température.		
44°7	Source Chomel	Sources thermales.
41°8	Grande-Grille	
30°8	Hôpital	
29°2	Source Lucas	
22°5	Puits-Brosson ou du Parc	Sources athermales.
14°2	Célestins (3 sources)	
14°5	Hauterive	
16°8	Mesdames	

SOURCES DES PARTICULIERS

Température.		
23°8	Lardy	Ces eaux sont froides.
15°	Source Larbaud aîné	
17°8	Vesse	
23°	Prunelle	
15°	Dubois	

Température.			
16°	Sainte-Marie	à Cusset.	Ces eaux sont froides.
16°	Sainte-Elisabeth		
12°	Tracy		
12°2	Saint-Jean		
»	Larbaud	à St-Yorre.	
12°8	Mallat		
13°	Guerrier		
11°	Forissier		
12°	Charnaux, à Abrest		

On trouvera dans les deux tableaux qui suivent des indications très exactes sur la constitution intime des *principales* sources que je viens d'énumérer.

TABLEAU comprenant les quantités des divers composés salins, hypothétiquement attribués à un litre de chacune des eaux minérales qui suivent, d'après BOUQUET.

DÉSIGNATION DES LOCALITÉS	VICHY								VESSE	HAUTE-RIVE	CUSSET		
DÉNOMINATION DES SOURCES	Grande-Grille.	Puits-Chomel.	Lucas.	Hôpital.	Célestins.	Nouvelle source des Célestins.	Source du Parc.	Puits de l'Enclos des Célestins.	Puits de Vesse.	Puits d'Hauterive.	Puits de Mesdames.	Sainte-Marie.	Elisabeth.
Acide carbonique libre.....	0.908	0.768	1.751	1.067	1.049	1.299	1.555	1.750	1.968	2.183	1.908	1.642	1.770
Bicarbonate de soude.	4.883	5.091	2.004	5.029	5.103	4.101	4.857	4.910	3.537	4.687	4.016	4.733	4.837
— de potasse..........	0.352	0.371	0.282	0.440	0.315	0.231	0.292	0.527	0.222	0.189	0.189	0.262	0.253
— de magnésie........	0.303	0.338	0.275	0.200	0.328	0.554	0.213	0.238	0.382	0.501	0.425	0.463	0.460
— de strontiane.......	0.303	0.003	0.005	0.005	0.005	0.005	0.005	0.005	0.005	0.003	0.003	0.003	0.003
— de chaux...........	0.434	0.427	0.545	0.570	0.462	0.699	0.614	0.710	0.601	0.432	0.604	0.692	0.707
— de protoxyde de fer..	0.004	0.004	0.004	0.004	0.004	0.004	0.004	0.628	0.004	0.017	0.026	0.053	0.022
— de protox. de mang.	trac.	trac.	trac.	trac.	trac.	trac.	trac.	trac.	trac.	trac.	trac.	trac.	trac.
Sulfate de soude..........	0.291	0.291	0.291	0.291	0.291	0.314	0.314	0.314	0.243	0.291	0.250	0.340	0.340
Phosphate de soude........	0.130	0.070	0.070	0.046	0.091	trac.	0.140	0.081	0.162	0.046	trac.	trac.	trac.
Arséniate de soude.	0.002	0.002	0.002	0.002	0.002	0.003	0.002	0.003	0.002	0.002	0.003	0.003	0.003
Borate de soude...........	trac.	trac.	trac.	trac.	trac.	trac.	trac.	trac.	trac.	trac.	trac.	trac.	trac.
Chlorure de sodium	0.534	0.534	0.518	0.518	0.534	0.550	0.550	0.534	0.508	0.508	0.355	0.453	0.468
Silice....................	0.070	0.070	0.050	0.050	0.060	0.065	0.055	0.065	0.041	0.041	0.032	0.025	0.034
Matière organ. bitumineuse.	trac.	trac.	trac.	trac.	trac.	trac.	trac.	trac.	trac.	trac.	trac.	trac.	trac.
TOTAUX	7.914	7.959	8.797	8.222	8.244	7.865	8.601	9.165	7.755	8.956	7.811	8.669	8.897

***TABLEAU** comprenant les proportions des divers principes, acides et basiques, contenues dans un litre de ces mêmes sources.*

DÉSIGNATION DES LOCALITÉS	VICHY								VESSE	HAUTE-RIVE	CUSSET		
DÉNOMINATION DES SOURCES	Grande-Grille	Puits-Chomel.	Lucas.	Hôpital.	Célestins	Nouvelle source des Célestins.	Source du Parc.	Puits de l'Enclos des Célestins.	Puits de Vesse.	Puits d'Hauterive.	Puits de Mesdames.	Sainte-Marie	Elisabeth.
Acide carbonique	4.418	4.429	5.348	4.719	4.705	4.647	5.071	5.499	4.831	5.640	5.029	5.329	5.489
— sulfurique	0.164	0.164	0.164	0.164	0.164	0.177	0.177	0.177	0.137	0.164	0.141	0.192	0.192
— phosphorique	0.070	0.038	0.038	0.025	0.050	trac.	0.076	0.044	0.088	0.025	trac.	trac.	trac.
— arsenique	0.001	0.001	0.001	0.001	0.001	0.002	0.001	0.002	0.001	0.001	0.002	0.002	0.002
— borique	trac.	trac.	trac.	trac.	trac.	trac.	trac.	trac.	trac.	trac.	trac.	trac.	trac.
— chlorhydrique	0.334	0.334	0.324	0.324	0.334	0.344	0.344	0.334	0.318	0.334	0.222	0.283	0.293
Silice	0.070	0.070	0.050	0.050	0.060	0.065	0.055	0.065	0.041	0.071	0.032	0.025	0.004
Protoxyde de fer	0.002	0.002	0.002	0.002	0.002	0.020	0.002	0.013	0.002	0.008	0.012	0.024	0.010
Protoxyde de manganèse	trac.	trac.	trac.	trac.	trac.	trac.	trac.	trac.	trac.	trac.	trac.	trac.	trac.
Chaux	0.169	0.166	0.212	0.222	0.180	0.272	0.239	0.276	0.265	0.168	0.235	0.257	0.275
Strontiane	0.002	0.002	0.003	0.003	0.003	0.003	0.003	0.003	0.003	0.002	0.002	0.002	0.002
Magnésie	0.097	0.108	0.088	0.064	0.105	0.177	0.068	0.076	0.122	0.160	0.136	0.148	0.147
Potasse	0.182	0.192	0.146	0.228	0.163	0.120	0.051	0.273	0.115	0.098	0.098	0.133	0.131
Soude	2.488	2.536	2.501	2.500	2.560	2.124	2.500	2.486	1.912	2.368	1.957	2.344	2.397
Matière bitumineuse	trac.	trac.	trac.	trac.	trac.	trac.	trac.	trac.	trac.	trac.	trac.	trac.	trac.
TOTAUX	7.997	8.042	8.887	8.302	8.327	7.951	8.687	9.428	7.835	9.039	7.866	8.739	8.972

M. Lecomte a constaté la présence de l'iode dans l'eau concentrée de Vichy.

M. de Gouvenain (*Recherches sur la composition chimique des eaux thermo-minérales de Vichy*, 1873) y a découvert le brome, non soupçonné jusqu'à ce jour, le fluor, les acides phosphorique, azotique, le plomb, le cuivre lui-même. Les analyses lui ont fait déceler, dans les dépôts calcaires qui incrustent la vasque de la Grande-Grille, le fer, le manganèse, le zinc, l'alumine, le cobalt.

La méthode spectrale a révélé à M. L. Grandeau et à tous ceux qui sont venus après lui, les raies caractéristiques du lithium, du cœsium, du rhubidium.

D'après la thèse de M. Mallat, pharmacien à Vichy, la nouvelle source des Célestins contiendrait 0 gr. 016 de lithine, la Grande-Grille 0 gr. 0024 et Lardy 0 gr. 003.

Voilà bien des corps, et il est probable qu'il en reste encore d'autres à découvrir. L'esprit demeure confondu en présence d'une semblable minéralisation : elle met à néant les préventions de ceux qui ne voient dans nos sources qu'une solution de bicarbonate de soude. Comment expliquer après cela les effets des eaux, d'après leur composition ?

Ce n'est pas tout encore ; l'état naissant des corps et l'électricité jouent certainement un rôle dans la cure alcaline. Il est admis, depuis quelques années, que tout courant d'eau donne naissance à de l'électricité ; on a même essayé de l'utiliser au point de vue de la transmission télégraphique. En outre, les dissolutions chimiques qui se font dans le sol doivent aussi engendrer de l'électricité. Comment agit-elle ?

Nous l'ignorons encore, mais son intervention ne saurait être indifférente.

Heureusement que l'expérience des siècles est aujourd'hui acquise à la pratique thermale, et elle prouve une fois de plus que si les théories passent, que si les doctrines s'effondrent, les faits, eux, restent et ne sauraient être mis en doute.

Un mot maintenant sur chaque source.

SOURCES

DU BASSIN DE VICHY

SOURCE CHOMEL

La plus chaude et la moins active des eaux de Vichy. Cette source, située dans l'établissement des bains de première classe, est aujourd'hui confondue avec le *Puits-Carré*, dont elle n'est qu'une dérivation. L'énorme quantité d'eau qu'elle fournit (plus de 200,000 litres par jour) sert, en grande partie, à alimenter les baignoires. Sa buvette est surtout fréquentée par les personnes douées d'une certaine susceptibilité des organes respiratoires, par celles qui, atteintes d'un rhume ou d'angine, ne veulent pas interrompre leur traitement.

La source *Chomel* peut être utilisée au début du traitement, au commencement et à la fin de l'été surtout, alors que la température extérieure est peu élevée et ne comporte guère l'ingestion d'une eau froide ; mais c'est à tort qu'on lui attribue des propriétés vraiment curatives dans les maux de gorge, les angines simples, le catarrhe pulmonaire, etc.

Ce serait se leurrer d'un vain espoir que d'accorder à cette source une confiance qu'elle ne mérite pas : on ne vient pas, du reste, à Vichy pour cet objet, et nos eaux ont assez de propriétés pour que nous n'admettions pas à la légère celles qu'elles ne possèdent pas.

La source *Chomel* a une légère odeur sulfureuse ; c'est sans doute à ce fait qu'elle doit sa réputation. Les personnes qui seraient incommodées par l'odeur du principe sulfureux n'ont qu'à agiter leur verre avant de l'absorber, pour chasser la plus grande partie du gaz en suspension. C'est au dessus de l'émergence de cette source que l'on recueille le gaz carbonique, utilisé de diverses manières, comme nous l'indiquerons plus loin.

Nous ne saurions trop recommander aux malades de ne séjourner dans la galerie centrale de la source, que le temps strictement nécessaire : l'atmosphère y est chargée de poussières et il existe des courants d'air encore plus nuisibles aux bronches que la source *Chomel* ne leur est utile.

GRANDE-GRILLE

Cette source est la plus suivie de toutes les sources de Vichy. Au fort de la saison, en juillet, on ne peut s'en approcher qu'avec difficulté; on se dédommage de l'attente, en cherchant à lire sur les traits des voisins le diagnostic de leur maladie. On retrouve en effet, autour du bassin où jaillit l'eau de la *Grande-Grille*, un certain nombre de ceux qui ont été victimes d'un séjour trop prolongé dans les climats chauds ou qui ont vécu dans des pays insalubres. De tous les points de l'univers, ceux qui sont atteints du côté du foie ou de la rate se donnent rendez-vous dans l'angle nord-est du grand établissement, et, chaque année, des cures aussi étonnantes que rapides viennent justifier cet empressement.

L'eau de la *Grande-Grille* a 41° 8 de température; elle émerge directement des entrailles de la terre. Elle peut être considérée comme le type principal des eaux de Vichy; elle contient 8,914 de composés salins, et le bicarbonate de soude est représenté par 4,883 dans ce chiffre. Son rendement est de plus de 80,000 litres par 24 heures.

Indépendamment de l'émergence extérieure, il existe dans le sous-sol un second régime qui fournit aux bains de l'établissement et à l'exportation.

L'eau de la *Grande-Grille* perd beaucoup à être transportée ; c'est sur place qu'il faut la boire. Il en est de même de toutes les sources chaudes. Les sources froides valent infiniment mieux comme eaux de table ; ce sont les seules que j'ordonne à distance.

Il importe ici de combattre le préjugé qui veut que chaque source ait une individualité propre, des propriétés particulières.

Je veux bien attribuer à autre chose qu'à la routine l'habitude que l'on a de renvoyer les affections du foie et de la rate à la *Grande-Grille*, celles du tube digestif à l'*Hôpital*, celles des voies urinaires aux *Célestins;* mais il n'en reste pas moins vrai que toutes les sources ont de grandes analogies de composition.

L'important est que le malade arrive rapidement et sans secousse à la tolérance, et on obtient ce résultat par des moyens qui varient suivant l'idiosyncrasie et le tempérament des malades. Les uns ne supportent pas l'eau chaude, les autres la digèrent mieux que l'eau froide; quelques tâtonnements peuvent devenir indispensables, et ils sont infiniment préférables à une systématisation absolue, fort mauvaise en médecine, aussi bien qu'en toute autre chose.

Certaines personnes se plaignent parfois, après l'ingestion des premiers verres d'eau de la *Grande-Grille*, de vertiges, d'étourdissements. Le plus souvent l'intempérance est le point de départ de ces phénomènes; mais dans certains cas, cependant, ils se produisent malgré la plus grande réserve. Ce fait a été observé nombre de fois, et il n'a pas encore reçu d'explication satisfaisante.

Je serais porté à attribuer cette sensation

d'ivresse à l'action du gaz carbonique et surtout à la rapidité avec laquelle l'eau passe dans le torrent circulatoire. La température favorise évidemment l'absorption. Il en résulte une tension vasculaire assez prompte pour amener une sorte de congestion cérébrale momentanée. Il suffit de sortir au grand air pour qu'elle se dissipe. Afin d'en éviter le retour, il ne faudra boire l'eau qu'avec lenteur et se contenter de petites doses, au début du traitement.

Il sera bon de commencer par cinquante à soixante grammes, pour arriver insensiblement à la dose maximum : il est rare que quatre verres de 200 grammes (c'est le verre-étalon adopté par la Société d'hydrologie) ne suffisent pas pour obtenir les effets thérapeutiques les plus complets.

Les excès n'auraient d'autres résultats que de fatiguer le rein en pure perte, attendu qu'à un certain degré de saturation du sang par les alcalins, l'absorption n'a plus lieu. L'expérience de laboratoire avec des solutions de densité différente ne laisse aucun doute à ce sujet.

Mais ce ne sont pas seulement les voies naturelles d'élimination des substances minérales qui sont impressionnées par l'abus des eaux, les voies digestives elles-mêmes, le système nerveux en sont affectés ; les symptômes morbides peuvent se réveiller avec une nouvelle acuité.

Toutes les donneuses d'eau vendent des verres gradués qui permettent d'évaluer d'une façon très précise, la quantité d'eau minérale à ingérer.

Inutile d'ajouter qu'il faut attendre qu'un verre soit digéré avant d'en prendre un autre.

La vue des espèces de casseroles, incrustées de sels et munies d'un manche, avec lesquelles on sert l'eau minérale à la *Grande-Grille*, à *Mesdames* et à l'*Hôpital*, produit l'impression de quelque chose de malpropre. Il n'en est rien, sans doute ; mais c'est déjà trop que le dégoût et la nausée puissent venir sur les lèvres des malades. Ils ont besoin, au contraire, d'être encouragés pour absorber le breuvage alcalin, qui est vivifiant, je l'avoue, mais qui n'a rien de savoureux.

On devrait modifier cet état de choses et recouvrir les sources hermétiquement, de façon à empêcher la déperdition du gaz et sa diffusion dans les galeries, ce qui les rend malsaines et empoisonne les donneuses d'eau. Des robinets adaptés avec soin faciliteraient le service et empêcheraient le personnel de la buvette de se mouiller. C'est là une question d'humanité que je signale à la sollicitude de M. le Commissaire du Gouvernement, qui est toujours à l'affut des progrès à réaliser.

HOPITAL

Cette source, qui est chaude, doit son nom à la situation qu'elle occupe en face de l'hôpital civil. Sa température ordinaire oscille entre 30° et 31° centigrades; elle renferme 5.029 de bicarbonate de soude et donne en moyenne 60,000 litres d'eau par 24 heures. La température de la source est sujette à des variations, après les pluies surtout; tout le monde a pu constater un abaissement assez notable, à la suite des travaux d'aménagement exécutés au commencement de la saison 1875, alors que les bouillons de la source n'étaient pas encore contenus et limités, dans une partie du bassin. Ce fait justifie bien les réclamations de ceux d'entre nous qui, pour prévenir toute déperdition, réclament un captage et un appareil de distribution hermétique.

Il est regrettable de voir deux sources aussi importantes que la *Grande-Grille* et l'*Hôpital* laissées à ciel ouvert ou à peu près, quand il serait si facile d'y remédier.

Les eaux alcalines, c'est vrai, sont celles où domine la plus grande force d'attraction et où le dégagement du gaz carbonique éprouve le retard le plus considérable; mais les recherches de M. H. Buignet prouvent, d'autre part, que ces mêmes eaux, exposées à l'air libre, éprouvent une perte de gaz continuelle, tant que l'acide carbonique qu'elles retiennent en dissolution n'a pas atteint l'état de raréfaction de celui qui se trouve dans l'air.

Les analyses d'eau minérale signalent dans presque toutes les sources un poids variable indiqué par le terme : *matière organique*. Cette substance, ou plutôt cet ensemble de substances diverses, donne les réactions des matières albuminoïdes et elles peuvent exister alors que le microscope ne dénote aucune forme animale ou végétale, dans le liquide considéré.

Mais souvent on voit apparaître, à côté de la matière organique, la matière organisée, aux formes multiples et variables suivant les sources. Parmi ces végétaux inférieurs, on connaît la *glairine* et la *barégine* que l'on réunit sous le nom de *sulfuraires*; ils ont la propriété de fixer le soufre emprunté aux sulfates, avec dégagement d'hydrogène sulfuré.

M. Danjoy a découvert dans les eaux de la Bourboule des algues qui ont la propriété de fixer l'arsenic, comme celles de Barèges fixent l'iode et le soufre.

La matière verte qui existe au pourtour du bassin de la source de l'*Hôpital* a paru à M. Haine constituée par deux algues de tribu différente, auxquelles il a donné le nom d'*Ulothri Vichyensis* et de *Navicula Vichyensis*.

Pour M. Jourdan, cette matière verte serait uniquement constituée par le *Protoderma thermale*, et cette algue se rencontrerait dans les meilleures conditions de vie possible dans le bassin de la source *Rosalie*, puisque la température de 31° centigrades de l'eau, à quelques fractions près, est exactement la température moyenne dans laquelle les plantes thermales de ce type doivent le plus abondamment se produire et se développer.

La coupole qui surmonte la source seconderait la croissance de cette algue; elle deviendrait sa complice en lui distribuant une lumière diffuse, de moyenne intensité, très favorable à sa vie organique.

L'eau de l'*Hôpital*, comme celle des autres sources de Vichy, doit certainement quelques-unes de ses propriétés aux matières organiques qui s'y trouvent à l'état de dissolution. Elles échappent à l'analyse, mais leur présence et leur rôle ne sauraient être mis en doute; c'est à elles qu'il faut attribuer l'action bienfaisante de l'eau de l'*Hôpital* en bains. C'est avec raison que les dames recherchent les bains de la piscine de la place Rosalie.

La nouvelle installation, plus confortable et plus digne de nos thermes que l'ancienne, permettra de recevoir un plus grand nombre de malades.

L'eau de l'*Hôpital* est mal digérée par un certain nombre de malades : cela tient probablement à la présence des substances organiques dont nous venons de parler. Si ces phénomènes persistaient, le changement de source deviendrait nécessaire.

Les troubles de la digestion stomacale ou intestinale attirent un grand nombre de malades à Vichy : ces mêmes affections font l'objet des applications les plus usuelles de l'eau de l'*Hôpital*.

Toutes les affections de l'estomac, nous y insistons ailleurs, ne sont pas également modifiées par l'eau de l'*Hôpital* : c'est ainsi que certaines dyspepsies d'origine nerveuse ou liées à l'anémie, veulent être traitées avec beaucoup de ménagements et réclament de préférence l'emploi des sources *Lardy*, *Mesdames*, etc.

On a même vu dans certains cas la susceptibilité de l'estomac être exaspérée, chez des jeunes filles chlorotiques, par l'usage des eaux alcalines.

Les gastralgies que l'on observe parfois à l'époque de la puberté rentrent dans ce cas et exigent une grande prudence.

Nous recommanderons la même réserve, nous prononcerons la même exclusion pour la dyspepsie des... buveurs! Il y aurait un inconvénient sérieux à exciter trop vivement chez eux les glandes à pepsine de l'estomac : on hâterait ainsi leur désorganisation qui devient très manifeste, à partir de quarante à cinquante ans.

L'eau de l'*Hôpital*, comme celle de la *Grande-Grille*, veut être bue sur place : les sources chaudes, en perdant leur thermalité par le transport, perdent en même temps *une partie de leurs propriétés*.

C'est si vrai qu'à distance elles deviennent à peu près *inermes.*

L'observation est palpable surtout pour la *Grande-Grille.*

Les malades peuvent en prendre impunément à domicile, tandis que, sur place, deux verres suffisent pour produire un travail très appréciable, dans le foie et le tube digestif.

L'hôpital civil de Vichy, qui se reconstruit dans des proportions grandioses, sur de vastes terrains situés au dessus de la gare, reçoit un grand nombre de malades indigents, du 15 mai au 30 septembre, moyennant une rétribution de 1 fr. 50 par journée de présence.

J'indique à la fin du volume les conditions d'admission.

Ses ressources lui viennent surtout du droit de cinq centimes qu'il perçoit sur la Compagnie fermière, par litre d'eau expédié.

Les indigents sont, du reste, bien partagés à Vichy; le droit des pauvres prélevé sur les spectacles a donné à lui seul la somme de 40,634 fr. pour 1885.

SOURCE LUCAS

Elle est située en face de l'hôpital militaire, sous un élégant pavillon, rarement visité des malades. Elle possède, en effet, une mauvaise réputation : on la désignait jadis — probablement à cause de son goût sulfureux très prononcé — sous le nom de *source des galeux*. Ce préjugé a survécu et s'est transmis d'âge en âge, de saison en saison, et les médecins eux-mêmes ont dû renoncer à y adresser leurs clients. Sa buvette est donc délaissée, et les 86,000 litres de son rendement quotidien alimentent presque exclusivement les baignoires de l'hôpital militaire.

On ne lui assigne pas d'indications précises. Sa température intermédiaire devrait cependant la rendre précieuse dans tous les cas où l'eau chaude et l'eau froide sont également mal supportées.

SOURCE DU PARC

Située à l'entrée de la rue Prunelle, sous les ombrages du vieux Parc, au centre du beau Vichy, cette source, malgré la coquetterie de son aménagement, malgré des propriétés thérapeutiques qui devraient la faire rechercher, est à peu près délaissée comme la précédente.

Moins froide que les *Célestins* et peu active, l'eau de la source du *Parc* se digère avec la plus grande facilité. Elle convient parfaitement au début du traitement alcalin ; elle remplace avantageusement la source de l'*Hôpital* chaque fois qu'il s'agit de combattre des troubles gastriques de peu d'importance, de stimuler légèrement les fonctions de l'estomac. Je la recommande, de préférence aux *Célestins*, dans la plupart des cas de gravelle urique, de cystite, où il importe de dépasser les doses habituelles, sans amener de recrudescence, sans produire une excitation trop vive des voies urinaires.

On devra en faire usage chaque fois que l'eau des *Célestins* sera mal supportée ou qu'elle aura occasionné des accidents inflammatoires.

Il serait à désirer qu'on en généralisât l'emploi chez les goutteux qui redoutent une crise ou qui en ont eu une récemment, chez ceux qui souffrent depuis longtemps et qui sont arrivés à un certain degré d'émaciation et de faiblesse.

On préviendrait de la sorte les inconvénients d'un traitement plus actif.

LES CÉLESTINS

Trois sources à peu près semblables quant à leur composition et leur température, se disputent les faveurs du public. La nouvelle source ou source de la *Mine*, qui est protégée par un abri en verre et en fonte fort élégant, est la plus fréquentée. Elle a été découverte le 29 mai 1870 et donne 22,500 litres par 24 heures. Sa température est de 13 degrés centigrades.

L'ancienne source ou source du *Rocher* n'a qu'un rendement tout à fait insuffisant. Il est probable que ses deux voisines se sont enrichies à son détriment.

La buvette de la troisième source, celle de la *Grotte*, est située sous le fameux rocher des Célestins, qui offre un sujet d'étude très intéressant aux chercheurs de mondes évanouis. Elle est peu fréquentée malgré tout ce que l'administration a fait pour allécher les malades.

La nouvelle source, la plus suivie, contient 4.705 d'acide carbonique pour 8.317 de principes acides et basiques, par litre d'eau. Elle est très agréable à boire. Sa basse température rend la présence de l'acide carbonique très sensible ; ce gaz donne à l'eau des *Célestins* un petit goût piquant qui fait rêver champagne. — Les bulles du gaz paraissent s'attacher aux parois du récipient et elles crépitent facilement à la surface lorsqu'on l'agite. Aussi recommandons-nous aux personnes qui emportent de l'eau dans un verre à une certaine distance de la source, d'avoir soin de le renverser préalablement sur une assiette, afin de prévenir toute déperdition.

Je ne sais ce qui se passe à cette source, depuis quelque temps ; mais elle paraît modifiée, moins gazeuse et plus diluée, chaque fois qu'il y a des pluies abondantes. Faut-il croire à des filtrations ? Je n'en sais rien ; mais on pourrait du moins ne pas puiser à la source pour l'embouteillage au moment où les buveurs affluent. Le gaz est ainsi absorbé au registre inférieur et ne se retrouve plus dans les verres.

D'autre part, il est probable que l'installation de toute une série de robinets, qui a été faite pour permettre de servir plus vite les malades, n'est pas étrangère non plus au changement dont nos clients se plaignent.

* * *

L'eau des Célestins est surtout indiquée dans la gravelle urique, la goutte, le diabète et l'albuminurie.

Nous recommandons tout particulièrement la modération et la réserve dans tous les cas où l'eau des Célestins trouve son application.

On a dit avec raison que ce qui rend surtout les eaux de Vichy redoutables, quand on en abuse, c'est que leurs mauvais effets éclatent seulement quelque temps après le traitement : ce fait est encore plus vrai peut-être pour les *Célestins* que pour les autres sources.

L'éloignement des *Célestins* est une circonstance très favorable au traitement de la

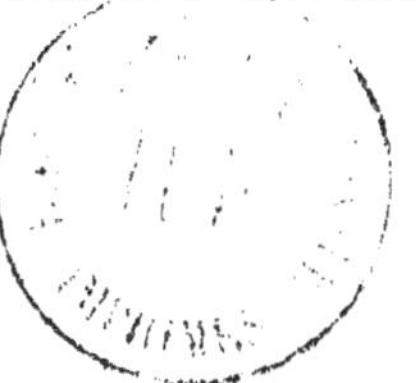

plupart des malades qui s'y donnent rendez-vous.

Après une petite promenade, on a un double plaisir à se reposer sous les délicieux ombrages de l'enclos des Célestins. Le trajet, du reste, est fort pittoresque. L'avenue est agréablement encombrée de fraîches toilettes, de bazars et de bateleurs ; on côtoie le nouveau parc, si coquet, si riant ; l'Allier coule calme et grave à quelques mètres ; ces frais aspects, ces horizons lointains, viennent réveiller au fond du cœur de douces et saines émotions.

Nous ne pouvions nous empêcher de mêler notre voix au concert d'admiration de tous ceux qui ont visité les Célestins. L'affluence du public prouve surabondamment que nos éloges sont bien fondés !

HAUTERIVE

Hauterive est situé à 6 kilomètres de Vichy. C'est un but de promenade, d'excursion. La source est située dans un parc magnifique, dont un gardien complaisant se plaît à faire admirer les beautés. Un bassin fort poissonneux reçoit le trop plein de la source, dont le rendement est énorme. Cette eau sert uniquement à l'exportation. Elle a à peu près la même composition, la même température et les mêmes propriétés que l'eau des *Célestins*. L'eau d'*Hauterive* peut remplacer à distance les sources chaudes; elle supporte bien le transport et les longs voyages.

Cela tient non seulement à sa constitution intime, mais encore à sa température.

Les sources froides, en effet, retiennent mieux le gaz carbonique que les sources chaudes, et le degré d'intégrité des eaux est dû principalement à la présence en excès de ce gaz, qui tient la totalité de leurs principes en dissolution.

Etant admis que les eaux froides sont les

seules qui doivent être bues à distance, on peut poser en principe et comme corollaire que l'eau d'*Hauterive* répond aux diverses indications de la cure alcaline.

Inutile d'ajouter qu'il sera toujours préférable d'aller aux sources mêmes : rien ne saurait lutter avec elles, ni l'eau transportée, ni les sels de Vichy pour boisson, ni les dissolutions de bicarbonate de soude, ces contrefaçons infidèles et grossières qui ne remplissent nullement leur but et jettent une sorte de défaveur sur nos richesses hydriatiques.

Le rôle capital du gaz carbonique dans la composition et la conservation des eaux transportées aurait dû depuis longtemps faire utiliser ce gaz, qui s'évapore en grande quantité au dessus des sources, pour *surcharger les bouteilles*.

Cette pratique, très rationnelle et qui ne présente aucune difficulté d'exécution, a déjà donné d'excellents résultats dans d'autres établissements thermaux.

L'eau d'Hauterive transportée contient parfois, aussi bien que celle de Saint-Yorre, des corps en suspension, des dépôts plus ou moins considérables. Il n'y a pas à s'en inquiéter et cela tient à la constitution même de ces sources, où le principe ferrugineux se précipite.

Cet état de choses diffère essentiellement de la décomposition manifeste qui se produit dans diverses bouteilles, bien que le bouchage soit irréprochable. Je serais porté à incriminer, dans ce cas, les infiltrations qui succèdent aux grandes pluies. Il est certain que l'eau minérale n'est plus la même après les orages et les ondées ; elle est beaucoup plus diluée, beaucoup plus aqueuse. Les eaux naturelles en traversant le sol doivent se charger de détritus de diverse nature, qui constituent plus tard des germes fermentescibles. L'eau mise en bouteilles, dans cette période, n'offre plus alors les mêmes garanties de conservation.

SOURCE MESDAMES

La buvette de la source *Mesdames* est située dans l'angle du Grand Établissement opposé à la *Grande-Grille*. Elle y a été amenée par une conduite en fonte, car elle émerge directement des entrailles de la terre, à 1,500 mètres environ de Vichy, sur la route de Cusset, au delà de l'usine à gaz. Bue à la source même, l'eau est bien plus fraîche et plus gazeuse ; le gaz carbonique paraît s'attacher aux parois du verre, comme à la nouvelle source des *Célestins*. Il n'en est plus de même lorsque l'eau est prise à la buvette de l'établissement ; elle s'échauffe dans son trajet et laisse dégager une partie du gaz qu'elle contient. Aussi est-elle difficilement supportée par quelques estomacs délicats.

La question de tolérance étant écartée, la source *Mesdames* s'ordonne dans les cas d'adynamie, de chlorose, d'appauvrissement général, etc. Elle convient aux tempéraments nerveux, qui ont besoin à la fois d'une médication fortifiante et sédative.

C'est aux principes ferrugineux contenus dans cette source qu'il faut attribuer l'heureuse influence qu'elle exerce sur les phénomènes dits d'hématose.

Aussi, après quelques jours de traitement, observe-t-on une augmentation des combustions internes, une élimination plus grande de l'urée et une élévation de la température : la circulation devient plus active, la respiration plus ample et la machine animale exécute ses fonctions avec plus d'énergie.

Ces effets remarquables n'autorisent cependant pas l'abus : le fer, comme les aliments usuels, est indispensable à l'accomplissement régulier des phénomènes de la vie; mais si l'organisme en reçoit plus qu'il n'est nécessaire, l'action hématogène de ce métal provoque des congestions, des hémorrhagies, un sentiment de plénitude, enfin tous les symptômes de la pléthore vasculaire.

Que les intéressés ne l'oublient pas !

Le fer, tout en étant utile et nécessaire dans la plupart des états morbides, caractérisés par une diminution du nombre des globules et par une combustion incomplète des matériaux de nutrition, ne convient cependant pas dans tous les cas où il existe de l'anémie.

La chlorose proprement dite, qui n'est liée à aucun état général grave, tel que la tuberculose, la cachexie cancéreuse, la chloro-anémie, sera heureusement influencée par les eaux de la source *Mesdames* et de la source *Lardy*.

Il ne saurait en être de même dans les anémies qui résultent d'une alimentation insuffisante, d'une lésion de la muqueuse stomacale, dans les anémies de convalescence, dans les anémies par empoisonnement, produites tantôt par un virus ou par des miasmes, tels que le virus syphilitique, le miasme paludéen, tantôt par des substances toxiques, telles que le plomb, le mercure, etc.

Dans ce cas, l'anémie sera traitée par une alimentation convenable, une bonne hygiène, par l'emploi de médicaments appropriés.

Les anémies diathésiques, qui sont ordinairement le premier signal d'une affection devant éclater plus tard, telles que la tuberculose et la diathèse cancéreuse, ne comportent pas non plus les eaux et les préparations ferrugineuses.

Si l'on administre du fer à un sujet anémique, présentant des symptômes de tuberculose, ce médicament *fait galoper* la maladie, au lieu de l'enrayer. Des hémoptysies peuvent apparaître ou devenir plus fréquentes, si elles existaient déjà.

* * *

Il ne saurait y avoir d'exception que pour la phthisie d'origine scrofuleuse, laquelle diffère de la phthisie ordinaire par la lenteur de sa marche et par la moindre intensité des symptômes inflammatoires.

Les ferrugineux, dans ce cas, pourront encore relever l'économie, au même titre que les toniques amers et une alimentation réparatrice.

Nous ne ferons que signaler ici, nous réservant d'y insister plus loin, le rôle prépondérant du sel arsénical contenu dans la source *Mesdames*, comme modérateur de la nutrition et comme médicament d'épargne.

SOURCE LARDY

Cette source, qui a 23° 8 de température, est située à 200 mètres de la source des *Célestins*, à côté de l'établissement Lardy, dont l'installation balnéothérapique est très propre et très confortable.

Son rendement n'est que de 7,000 litres par 24 heures.

Quelques massifs, des nappes de gazon servent d'encadrement au pavillon rustique qui recouvre la source. De riants essaims de jeunes filles s'y transportent chaque soir, et leur présence contribue, pour une large part, à en faire un but de promenade très attrayant.

Comme la source *Mesdames*, la source *Lardy* réussit bien dans presque tous les cas où il existe un appauvrissement plus ou moins considérable du sang, une faiblesse organique ou fonctionnelle, une hyposthénie plastique ou nerveuse.

L'action reconstitutive de la source *Lardy* se traduit assez rapidement, par une suractivité de l'hématose, par une stimulation très appréciable de la calorification et de la circulation.

Une autre action, aussi prompte dans ses

effets et sûrement connexe, est celle qui s'exerce sur les fonctions digestives; l'appétit est plus prononcé, l'estomac fonctionne mieux.

Ce concert d'activité entre les fonctions de transformation alimentaire et sanguine a pour résultante l'accroissement des actes moléculaires de composition et de décomposition, par lesquels s'entretient ou se régénère la vie organique.

Pour être vraiment salutaire, l'eau de la source *Lardy* veut être prise avant le repas, à moins d'indications spéciales, bien entendu.

Certains malades, considérant cette source comme éminemment digestive, vont y boire, chaque soir, pour activer leur digestion. Elle n'est pas plus digestive que les autres sources; mais puisqu'elle reste seule à la disposition du public, il est tout naturel qu'elle en bénéficie. Les personnes dont la digestion est paresseuse, qui éprouvent du ballonnement, des aigreurs, peuvent en user tout particulièrement.

La promenade, l'exercice, agissent à leur tour d'une façon efficace sur les phénomènes ultérieurs de la digestion.

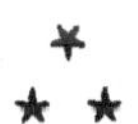

La source *Lardy* a été analysée en 1845 par O. Henry ; en 1849, par M. Lefort ; en 1852, par l'école des mines ; ces trois analyses, qui diffèrent sur plusieurs points, en ce qui concerne la quantité des éléments minéralisateurs, montrent clairement les changements qui s'opèrent avec le temps dans la composition des eaux minérales. Chaque âge a dû et devra entraîner des modifications intimes : « Admettre une complète uniformité de composition dans une eau minérale, c'est supposer une imperturbable uniformité dans la composition des terrains, dans le volume des sources et, enfin, une inépuisable abondance de ces sels dans les couches inférieures de la terre. Jusqu'à présent, s'il n'a pas été donné à la science de pénétrer dans ces immenses laboratoires, et de voir comment se forment tous ces produits, qui sont déversés depuis des siècles sur le sol, cependant il est prouvé que les eaux se minéralisent dans le sein de la terre, à l'aide d'une forte pression, d'une haute température et de l'électricité. Maintenant, que sous l'influence des révolutions terrestres, quelques-unes de ces conditions viennent à changer, on comprendra très bien qu'elles ne peuvent pas avoir de composition stable. »

(*Journal de Pharmacie et de chimie*, t. XVI.)

SOURCE LARBAUD AINÉ

Elle jaillit à 3 kilomètres de Vichy, au pied de la côte Saint-Amand, sur la route de Thiers, à l'extrémité d'une allée de peupliers et de platanes ; mais elle a été conduite à Vichy, avenue des Célestins, dans un coquet établissement qui est, depuis peu, la propriété d'une Société, ainsi que la source Lardy et l'hôtel Guillermin.

L'eau sort à une température de 15° centigrades. Elle peut être exportée au loin sans subir d'altération appréciable.

Ses propriétés sont à peu près identiques à celles de Saint-Yorre et d'Hauterive.

SOURCE INTERMITTENTE DE VESSE

Cette source, qui est très curieuse, est située sur la rive gauche de l'Allier, à une centaine de mètres de l'extrémité même du pont de Vichy.

Un tableau, placé à l'intérieur du Casino et à l'entrée du Grand Etablissement, indique chaque jour l'heure de son jaillissement. L'entrée est de vingt-cinq centimes.

Les baigneurs se montrent toujours fort avides d'assister au réveil de la source ; elle jaillit d'abord insensiblement, puis son jet devient plus fort, enfin elle éclate furieuse, blanche d'écume, en gros bouillons et s'élève à flots pressés à plusieurs mètres de hauteur. Après cet effort, elle retombe peu à peu et va finalement se cacher dans les entrailles de la terre, en attendant un nouveau réveil.

Mais ce n'est pas sans laisser dégager une grande quantité de gaz sulfhydrique; l'air en est littéralement empesté et l'eau en conserve un goût sulfureux prononcé.

Au lieu d'attribuer à des décompositions organiques, comme l'ont fait quelques chimistes, la présence de ce gaz, il est plus rationnel de la considérer comme le résultat de la réaction de l'hydrogène de l'eau sur les éléments sulfureux des roches voisines.

La source intermittente de *Vesse* n'est pas utilisée.

Diverses opinions ont été émises pour expliquer l'intermittence des jaillissements de cette source. Elles sont peu satisfaisantes pour la plupart.

Les gardiens de la source de *Vesse* peuvent annoncer, à une demi-heure près, le prochain jaillissement. Ils observent la source pendant la nuit, comptent le temps qui s'est écoulé depuis la dernière irruption et *prédisent ensuite l'avenir*.

L'expansion de l'acide carbonique et de l'hydrogène sulfuré, lorsqu'elle est considérable, peut devancer l'heure du jaillissement ; elle contribue, dans tous les cas, à l'entretenir et surtout à le rendre plus impétueux.

SOURCE PRUNELLE

Cette source est située au coin de la rue Montaret et de la place Lucas, en face de l'hôpital militaire. Son existence avait été signalée depuis longtemps. Elle a été définitivement captée en novembre 1873. Sa température est de 23° environ. Son propriétaire espère que, convenablement aménagée, la source *Prunelle* pourra alimenter un établissement de cent à cent vingt cabinets et augmenter le nombre de bains disponibles chaque jour à Vichy; mais il n'a encore pu obtenir l'autorisation voulue, à cause, dit-on, des inconvénients qui pourraient résulter de la canalisation de cette source sous la rue de Paris, qui est très fréquentée, pendant la saison thermale. L'État étant juge et partie, on comprend qu'il ne tienne pas à faciliter l'installation d'un concurrent. Du reste, le besoin ne s'en fait nullement sentir; les établissements actuels suffisent et au delà, même au mois de juillet.

Soumise à l'analyse par M. Bouis, chef des travaux chimiques de l'Académie, l'eau de la source *Prunelle* a donné les résultats suivants. Chaque litre d'eau laisse un résidu qui se décompose ainsi :

Résidu insoluble...	0,030
Soude	2,606
Potasse	0,063
Chaux	0,208
Magnésie	0,025
Acide sulfurique	0,157
Acide carbonique	1,771
Chlore	0,341
Acide borique, fer	traces
	5,201

En retranchant de ce nombre 0,076 représentant l'oxygène combiné au sodium du chlorure de sodium, on retrouve 5,125, poids du résidu.

L'eau étant chargée d'acide carbonique, les bases se trouvent en dissolution à l'état de bicarbonates, et on peut représenter la composition ainsi :

Résidu insoluble	0,030
Bicarbonate de soude	5,295
— de potasse	0,121
— de chaux	0,532
— de magnésie	0,079
Sulfate de soude	0,278
Chlorure de sodium	0,561
Acide borique, fer	traces
	6,896

Impossible de partager l'optimisme de M. Larbaud, qui espère que sa source pourra « rendre de grands services dans tous les cas où, avec une maladie du foie, de l'estomac ou des reins, il y aura des complications du côté de la peau ou des voies respiratoires ».

L'eau de la source *Prunelle*, comme celle de la source *Lucas*, sa voisine, reste, malgré le sulfate de soude qu'elle contient, une eau bicarbonatée sodique, et elle ne réussira que dans les affections cutanées qui relèvent du traitement alcalin. Ni l'une ni l'autre ne sont aptes à remplacer les eaux sulfureuses proprement dites et elles sont également délaissées.

SOURCE DUBOIS

Cette source, dont l'exploitation n'est pas autorisée, parce qu'elle a été découverte après la loi sur le périmètre de protection, est située sur la route de Nîmes, près de Lardy.

D'après M. Baroulier, répétiteur de chimie à l'école des mines de Saint-Etienne, la roche d'où sort l'eau est un schiste argileux, calcaire, magnésien bitumeux.

Voici quels sont les éléments qu'elle contient.

Composition pour un litre d'eau :

Acide carbonique libre	0,953
Bicarbonate de soude	3,330
— de potasse	235
— de magnésie	155
— de strontiane	009
— de chaux	297
— de protoxyde de fer	003
— de manganèse	traces
Sulfate de potasse	211
Phosphate de soude	007
Borate de soude	traces
Arséniate de soude	traces
Chlorure de sodium	425
Silice	0,032
Matières bitumineuses	traces
Matières salines : Total	5,657

Le Puits-Dubois se rapproche donc des autres sources de Vichy.

Le rendement de ces dernières est suffisant pour répondre à tous les besoins. Notre station repose d'ailleurs sur une immense nappe d'eau minérale et tout forage ferait probablement sourdre une nouvelle source, si par prudence on ne s'était pas résolu à garantir celles qui existent de tout détournement.

SOURCES DE CUSSET

Le nom de Cusset vient, dit-on, de *Cussey*, qui veut dire cachée, en langue celtique. — La ville est, en effet, comme nichée entre trois collines, dans un vallon arrosé par deux ruisseaux, le Jolan et le Sichon, qui unissent leurs eaux au dessous de la ville.

En entrant, on aperçoit une vieille tour sombre et farouche, vestige de construction féodale, qui sert de prison. A gauche, on trouve l'établissement Sainte-Marie, alimenté par les deux riches sources d'eau minérale dont nous parlons plus loin, et enfin la cité, dont les rues pittoresques conservent de nombreuses traces d'architecture ancienne.

La place sur laquelle s'élève l'église, qui a été reconstruite dans le style de transition du roman au style ogival, est bordée par le palais de justice et par quelques maisons, dont plusieurs datent du xve siècle. Dans l'une d'elles, de construction assez singulière, aurait eu lieu, en 1440, la réconciliation qui suivit la guerre de la Praguerie, entre Charles VII et le Dauphin, qui fut depuis Louis XI.

Dans la maison Lebours, existe une vaste cheminée, dont les piliers sculptés supportent un manteau orné d'anges nus à mi-corps et d'élégants rinceaux.

La porte de la maison Jourde, très curieuse également, est accotée d'élégants pilastres et surmontée d'un imposte représentant la Vierge et l'enfant Jésus.

— Mais le véritable attrait de Cusset, surtout au point de vue particulier qui nous occupe, c'est sans contredit *l'établissement thermal Sainte-Marie*, qui s'élève à l'entrée de la ville. La façade principale est flanquée de deux tourelles en briques, aux toits aigus qui en font ressortir la porte et les deux fenêtres Renaissance, surmontées d'une horloge accotée de deux petits génies. A droite et à gauche du salon d'attente se développent les ailes, où aboutissent deux couloirs conduisant aux cabinets de bains, dont le nombre, récemment augmenté, s'élève aujourd'hui à cinquante.

Il y a, en outre, des salles d'hydrothérapie, qui sont irréprochablement installées. On y prend des douches de toute espèce. Une élégante tour en charpente, reliée aux Thermes, contient les réservoirs, les pompes, etc.

Une mention spéciale doit être faite de la piscine à eau courante, où viennent s'ébattre de nombreux baigneurs.

Indépendamment de ses malades spéciaux,

Cusset reçoit chaque jour de Vichy beaucoup de malades venant y prendre des bains aussi prolongés qu'ils le désirent. L'administration a dû, par suite, établir un service d'omnibus-tramways qui est extrêmement actif pendant toute la saison.

Le forage de la source *Sainte-Elisabeth* date de 1844; le puits *Sainte-Marie* fut creusé en 1849.

Ces deux sources de l'établissement de Cusset sont très richement minéralisées, et elles conservent, après un temps très long, leurs principes minéraux à l'état de dissolution parfaite.

Les éléments régénérateurs contenus dans la source *Sainte-Marie* la rendent très efficace dans l'anémie, la chlorose, l'appauvrissement du sang, le diabète, etc.

Les eaux de la source *Elisabeth* trouvent leur application dans les engorgements du foie, de la rate, la gravelle, la goutte, etc.

Transportées à distance, elles peuvent suppléer toutes les sources chaudes.

Divers observateurs ont démontré de la façon la plus nette :

« 1° Que les eaux alcalines de Cusset aug-
« mentent la combustion nutritive, puis-
« qu'elles déterminent, dans l'urine, une
« énorme augmentation de la quantité d'urée
« et une grande diminution de la quantité
« d'acide urique ;

« 2° Que l'usage de ces eaux ne donne
« pas lieu à l'anémie ;

« 3° Que les eaux d'*Elisabeth* et de *Sainte-*
« *Marie* sont favorables à l'élimination des
« albuminoïdes sous forme d'urée, c'est-à-
« dire à l'état de combustion la plus com-
« plète et après qu'il a été produit la plus
« grande somme de force organique. Ces
« eaux sont donc *corroborantes et non ané-*
« *miantes, ni déglobulisantes.* »

SOURCE TRACY

Cette source est située sur le cours Tracy, à quelques pas de l'Établissement thermal Sainte-Marie.

Sa température ne dépasse guère 12° et cette circonstance lui permet de conserver la plus grande partie du gaz carbonique dont elle est saturée.

Elle est très limpide ; sa saveur est fraîche et des plus agréables ; légèrement piquante et un peu ferrugineuse, elle est le type le plus parfait des eaux minérales convenant à la table.

Voici sa composition, d'après M. Ossian Henry :

Pour 1,000 *grammes (un litre) :*

Acide carbonique libre : 1,048	
Bicarbonate de soude anhydre. Gr.	5,120
— de chaux	0,380
— de magnésie	0,220
— de lithine	Trace sensible
— de fer	Trace sensible
— de magnésie	Trace sensible
— de potasse	Indices
Sulfate de soude anhydre	0,903
— de chaux	0,021
Chlorure de sodium	0,380
— de potassium	0,020
Bromure de sodium	Fort sensible
Iodure —	Fort sensible
Silicate et nitrate alcalins	Indices

Silice et alumine.....................	0,080
Matière organique particulière inappréciée	
Substances minéralisantes..........	7,154
Eau pure.........................	992,846

L'eau de cette source a les plus grands rapports avec l'eau des sources de Vichy, quant à sa composition chimique, et elle doit en représenter aussi les propriétés médicales.

SOURCE SAINT-JEAN

Cette source jaillit dans la cour de l'ancien abattoir ; quelques auteurs l'ont donc désignée sous ce nom pendant un certain temps.

La température en est peu élevée ; M. Bouquet, chimiste de l'École des Mines de Paris, lui a trouvé 12°,2 centigrades. Les propriétés physiques de la *source Saint-Jean* sont à peu près identiques à celles de l'eau de la *source Tracy;* comme elle, fraîche, limpide, d'une saveur agréable, elle s'en distingue seulement par un goût ferrugineux beaucoup plus sensible, dû à la présence de sels de fer abondants.

Dans le tableau « Principes minéralisateurs » (page 199) de son *Histoire chimique des Eaux minérales et thermales de Vichy-Cusset*, M. Bouquet constate encore que, de toutes les eaux du bassin de Vichy, *les sources Tracy et Saint-Jean sont les plus chargées en acide carbonique libre.*

Les résultats de l'analyse rapportés par le calcul à un litre d'eau minérale de 1,000 grammes (un litre) sont les suivants :

Acide carbonique libre : 0,640

Bicarbonate de soude anhydre. Gr.	2,633
— de chaux..............	0,158
— de magnésie..........	0,045
— de strontiane..	Traces
— de lithine............	Traces
— de fer et de magnésie..	0,003
Sulfate de fer anhydre...........	2,330
— de potasse.......	0,020
— de chaux................	Très sensible
Chlorure de sodium...............	0,354
— de potassium..........	0,011
Silicate de soude.................	0,130
Silice et alumine.................	0,060

Phosphate d'alumine............ ⎫ — de soude............ ⎬ Matière organique azotée......... ⎭	0,060
Iodure alcalin .... ⎫ Bromure alcalin.................. ⎭	Sensibles
Eau pure........................	993,250

L'ensemble de tous ces principes doit faire considérer l'eau de Saint-Jean comme une eau minérale tout à fait analogue à celle de Vichy et d'Hauterive, car, quoique moins riche en bicarbonate sodique, elle renferme sans exception les mêmes principes minéralisateurs et doit jouir des mêmes propriétés médicales (Ossian Henry).

SOURCES DE SAINT-YORRE

Saint-Yorre est situé à l'opposé de Cusset, sur la route de Thiers ; on traverse la commune en se rendant au château de Bourbon-Busset. — Jadis, il n'existait en cet endroit que les deux sources appartenant à M. Nicolas Larbaud, l'une à jet intermittent, l'autre à jet continu. — Elles ont été captées sur leurs griffons en 1858, et servent uniquement au transport, leur situation éloignée ne permettant pas aux malades, malgré le chemin de fer, de venir s'y traiter régulièrement. — Elles sont froides et contiennent, d'après Bouquet, 8 gr. 298 de composés salins, par litre d'eau.

Depuis quelques années, de nouvelles sources bien supérieures aux précédentes ont surgi comme par enchantement; la Compagnie de Vichy en possède même une non loin de la rivière. Lorsque je l'ai visitée, elle était entourée d'une palissade qui la rendait inaccessible aux profanes; l'analyse n'a pas encore été faite, que je sache, et je n'ai pas à en parler, jusqu'à nouvel ordre.

Les autres sources de Saint-Yorre sont les suivantes :

SOURCE GUERRIER

La plus importante et la plus précieuse des sources de Saint-Yorre. Elle est d'une limpidité parfaite et peut fournir en 24 heures cinquante mille litres d'une eau excellente pour l'usage à domicile.

On y aboutit en traversant le passage à niveau et en suivant ensuite le chemin rustique entouré d'arbres et de vergers qui domine la rivière : celle-ci coule à pleins bords, dans toute sa largeur, sans ces vilains bancs de sable, qui, sur d'autres points, donnent à l'Allier un aspect désolé. De l'autre côté de la rivière, on aperçoit le château de la Poivrière, qui émerge des bouquets d'arbres ; un peu plus loin se trouve Hauterive, à qui les courbes sinueuses de l'Allier font une gracieuse ceinture.

Si nous dirigeons les yeux du côté opposé, nous voyons, en allant de gauche à droite :

1° Les dernières ramifications des montagnes de l'Auvergne, couvertes, pour la plupart, de bois touffus.

2° Le château de Bourbon-Busset : le vieux manoir se détache avec beaucoup de netteté sur l'horizon. Il est cependant à quatre kilomètres de la source Guerrier. De bons marcheurs peuvent le visiter entre deux trains.

3° Le château du Chaussin, beaucoup plus rapproché ; il est malheureusement en ruines et habité par plusieurs ménages rustiques, aussi vandales que les premiers destructeurs. Il offre des tours, des ferrures, des fossés et des restes dignes d'intérêt. La porte d'entrée de l'escalier en pierre est absolument remarquable. On peut s'y rendre par un chemin facile, en quittant la route de Nîmes, aux Dollots.

4° Un peu plus loin, au dessous de la côte Saint-Amand, voici le castel de Quinsat et les vignobles qui l'entourent.

Nous voici arrivés à la source Guerrier, à 260 mètres environ d'altitude ; une belle allée bordée d'arbres, encore jeunes, mais qui fourniront plus tard de superbes ombrages, nous conduit à la vasque rocailleuse, dont les dépôts ferreux frappent d'abord la vue.

L'eau jaillit par légères saccades, avec un jet intermittent qui rappelle celui de la source Lardy; sa température est de 13 degrés, condition excellente pour retenir le gaz carbonique, qui s'attache en petites bulles, d'une façon très appréciable, aux parois du verre. — Ces deux circonstances de basse température et de surcharge gazeuse recommandent la source Guerrier, comme eau transportable, mieux que ne pourraient le faire tous les éloges.

Le captage a été effectué dans d'excellentes conditions, à 19 mètres approximativement du point d'émergence. — Son exploitation déjà fort importante est destinée à un grand avenir.

Sa richesse minérale a été décelée par l'analyse suivante de M. Truchot, professeur de chimie à la Faculté des sciences de Clermont-Ferrand :

SOURCE GUERRIER

Température : 13°

COMPOSITION RAPPORTÉE A 1 LITRE :

Acide carbonique	4 gr. 798
— sulfurique	0 — 135
— silicique	0 — 040
— phosphorique	traces
— arsénique	0 gr. 0013
Chlore	0 — 261
Potasse	0 — 195
Soude	2 — 136
Lithine	0 — 004
Chaux	0 — 288
Magnésie	0 — 067
Strontiane	traces
Protoxyde de fer	0 — 012
— de manganèse	traces
Matières organiques	traces
Poids des combinaisons anhydres, les carbonates étant à l'état de carbonates neutres	4 gr. 771
Acide carbonique libre	1 — 420
Bicarbonate de soude	4 — 910
— de potasse	0 — 415
— de chaux	0 — 740
— de magnésie	0 — 215
— de strontiane	traces
— de fer	0 — 035
— de manganèse	traces
Sulfate de soude.[1]	0 gr. 240
Phosphate de soude	traces

Chlorure de sodium...............	0 gr. 414
— de lithium...	0 — 012
Arséniate de soude...............	0 — 002
Silice...........................	0 — 040
Matières organiques..............	traces
Total, non compris l'acide carbonique libre.....................	7 gr. 023
Total, y compris l'acide carbonique libre.................	8 gr. 443

La somme totale des principes minéralisateurs est :

En faveur de la source Guerrier... .. .	8,443
— source Nicolas Larbaud	8,298
— puits de Mesdames....	7,811
— nouv. source des Célest.	7,865

Ce sont là des qualités précieuses, qui placent la source Guerrier au premier rang des fontaines du bassin de Vichy et doivent la faire préférer à toute autre, comme eau de table, pour être bue à domicile.

SOURCE MALLAT

Cette source émerge près des sources Larbaud, entre le chemin de fer et l'Allier; les travaux de captage ont été conduits à ciel ouvert jusqu'à 7 mètres, et par un sondage jusqu'à 18 mètres.

Le débit est de 30 litres par minute, la température de 12 degrés.

Elle renferme :

Bicarbonate de soude	4,660
— potasse	0,380
— chaux	0,640
— magnésie	0,060
— lithine	0,005
Sulfate de soude	0,024
Chlorure de sodium	0,510
Arséniate de soude	0,010
Silice	0,010
	6,306

Beaucoup d'acide carbonique libre.

L'autorisation d'exploiter cette source a été accordée par l'Académie, dans la séance du 10 mars 1885.

Pendant le forage, M. Mallat, pharmacien à Vichy, a relevé la couche géologique ci-dessous :

LETTRES D'ORDRE	DÉSIGNATION DES TERRAINS	ÉPAISSEUR	PROFONDEUR
A	Terre arable	2.50	2.50
B	Sable fin.................	1.80	4.30
C	Gravier roulé de l'Allier....	1.60	5.90
D	Gravier rouge............	0.40	6.30
E	Graviers (alluvions anciennes de l'Allier)..	3.00	9.30
F	Argile....................	0.90	10.20
G	Grès résistant	0.30	10.50
H	Marne grise feuilletée	7.50	18.00
I	Sable mélangé d'argile constituant le gisement de la nappe minérale..........	»	»

Lorsque l'on examine la plupart des sources froides du bassin (Hauterive, Elisabeth, Sainte-Marie, Guerrier, Mallat), on est frappé de la similitude approximative des chiffres principaux (bi-carbonate, sulfate, chlorure). Un examen attentif des couches géologiques rend compte facilement de cette ressemblance de composition.

Je crois, d'après des observations personnelles, que toutes les eaux froides qui émergent dans les terrains d'alluvion des bords de l'Allier proviennent d'une même nappe d'eau située à des profondeurs différentes, mais se trouvant partout dans la couche de sable quartzeux mélangé d'argile, qui succède immédiatement à une couche supérieure de marne grise feuilletée.

A *Hauterive*, cette couche de sable a été trouvée avec l'eau minérale à 27 mètres de profondeur; à *Cusset*, on a retrouvé la même couche et la même eau à 33 m. 25 pour la source *Elisabeth* et 90 m. 21 pour la source *Sainte-Marie.*

A *Saint-Yorre*, la source *Larbaud* a apparu dans un terrain semblable à 8 mètres de profondeur. La source *Mallat* provient d'un sable argileux situé à 18 mètres au dessous du sol; enfin beaucoup d'autres puits minéraux que je pourrais citer viendraient appuyer cette théorie.

On peut aussi facilement expliquer, en admettant ces idées, la présence de bouillonnements minéraux, en différents points du bassin (Abrest, Saint-Yorre, Hauterive, etc., etc.).

Qu'il se fasse une cassure ou simplement une fissure dans la couche de marne grise feuilletée qui emprisonne l'eau minérale, celle-ci, *poussée par la force ascensionnelle de son gaz*, ou par suite de la loi d'équilibre entre les vases qui sont en communication, traversera cette marne et arrivera dans les terrains d'alluvion (graviers et sables), au travers desquels elle se fera facilement une voie, pour venir sourdre à la surface des terres et constituer une source naturelle. De là il est facile de conclure qu'un captage pratiqué au dessus de la marne grise ne peut, dans aucun cas, empêcher les infiltrations d'eau douce ; par contre, une source dont le tuyau ascensionnel ira jusqu'à la nappe elle-même, ne risquera jamais d'être mélangée aux eaux infiltrantes.

La source *Mallat*, sur laquelle la clinique ne tardera pas à nous fixer, paraît avoir les plus grands rapports avec les sources transportables de Vichy.

SOURCE FORISSIER

Cette source est singulièrement située, au fond d'un ravin, dans le lit même d'un ruisseau qui se transforme en torrent, pendant l'hiver, en contre-bas de la route nationale. Je doute que son exploitation soit jamais praticable. Il me paraît bien difficile aussi de la mettre à l'abri des inondations.

Une analyse sommaire de cette source, qui appartient à M. Forissier, a donné les résultats suivants :

Acide carbonique libre	1,40
Bicarbonate de soude................ } — de potasse............ }	4,90
— de chaux............... } — de magnésie............ }	0,85
— de fer....................	0,013
Chlorure de sodium	0,38
Sulfate de potasse et chaux...........	0,19
— d'alumine .... } — de silice.................... } — d'arsenic .... }	0,30
	8,033

La température est de 11°. Depuis un an, l'eau sort en bouillonnant, par un tube de 11 centimètres de diamètre. Le débit n'a pas changé dans sa quantité depuis le captage; il est continu et non pas intermittent.

Ce griffon des Andreaux est connu de temps immémorial dans le pays.

L'eau en coulant donnait une forte teinte de rouille aux herbes et les troupeaux venaient y boire en été.

Au moment du forage, l'eau a jailli à 12 mètres, et l'écoulement est si abondant qu'une pompe à tube d'écoulement de 12 centimètres de diamètre, manœuvrée par deux hommes, ne suffirait pas pour l'épuisement. La quantité de gaz carbonique dégagée à la base du puits a nécessité l'emploi d'un ventilateur pour les ouvriers. L'un d'eux a failli être asphyxié.

La saveur de l'eau transportée est celle des Célestins.

La source Forissier a évidemment de grandes analogies avec ses voisines.

SOURCE CHARNAUX

Je mentionne cette source, pour être complet, mais sans avoir pu me procurer des renseignements détaillés à son sujet. Tout ce que je sais, c'est que son propriétaire la considère comme analogue à la source Saint-Jean, de Vals. Elle ne tardera pas à être dégagée et livrée au public. Il sera alors facile de la juger et de l'apprécier.

TRAITEMENT

QUE L'ON SUIT A VICHY

Ce traitement comprend l'ingestion des eaux de Vichy, les bains, les douches et accessoirement les diverses applications de l'acide carbonique, les inhalations d'oxygène, la pulvérisation des eaux minérales, les bains de vapeur et toutes les autres médications, que nous indiquerons plus loin, en parlant du Hammam vaporifère. Il est tout naturel qu'un régime assorti réponde à la médication alcaline et que celle-ci ne soit pas enrayée ou détruite par l'oubli des règles les plus élémentaires de l'hygiène. Aussi, je ne terminerai pas sans faire à mes lecteurs quelques sages recommandations pour tout ce qui touche à ces deux points.

TRAITEMENT INTERNE

La médication par les eaux minérales devrait avant tout être prophylactique : c'est à tort que certaines personnes ne se décident à venir à Vichy que lorsque toutes les ressources de la pharmacie ont été épuisées, lorsque la maladie est devenue presque incurable ou rebelle à tous les autres moyens. Il est bon de prendre les eaux, dès que la santé commence à s'altérer, avant que la maladie ne soit profondément enracinée.

Ce n'est que dans ces conditions que notre ville sera à la fois un lieu de santé et de plaisirs.

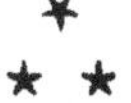

Tout malade venant à Vichy, fera bien de se faire délivrer par son médecin ordinaire une consultation indiquant son tempérament, ses maladies antérieures, les divers traitements mis en usage, etc. ; il devra remettre cette note à celui d'entre nous, dont il aura accepté la direction et *se défier de toutes les directions hasardées venues du dehors*. Tous les baigneurs ont plus ou moins leur opinion préconçue sur les eaux de Vichy, et ils tiennent à faire des adeptes. Leur but est assurément louable, mais leurs théories le sont beaucoup moins !

Nos confrères étrangers à la pratique thermale ne sauraient eux-mêmes, sans inconvénients, formuler d'avance une règle thérapeutique aux malades qu'ils envoient à Vichy. La médication alcaline doit en effet être subordonnée à la façon dont les eaux sont supportées et aux analyses répétées des urines. Leur intervention, quelque éminente qu'elle soit du reste, ne pourrait, dans aucun cas, remplacer à distance la direction médicale donnée sur les lieux mêmes.

Il peut survenir à tout instant, pendant la durée d'une médication active, des transformations dans les allures de la maladie, des complications qui nécessitent soit une modification, soit une suspension du traitement. Le soin de ces changements doit donc incomber aux médecins qui exercent près de la station, et les malades ne sauraient accepter sans danger des prescriptions faites à l'avance.

C'est avec la plus grande réserve qu'il faut commencer, continuer et finir le traitement thermal. La modération est une qualité qui devient de plus en plus rare, et cependant elle est la meilleure garantie de succès.

J'ai déjà recommandé de ne prendre tout d'abord que de faibles doses de la source choisie, et de les augmenter peu à peu, en se servant de verres gradués, pour plus de certitude.

Il ne faut jamais, même au milieu du traitement, c'est-à-dire au moment où l'économie est le plus apte à supporter de grandes quantités de boisson, dépasser la dose d'un litre par jour. Cette dose est déjà énorme ; il ne serait même pas toujours prudent de l'atteindre.

On prend les eaux, le matin et le soir, en laissant un intervalle entre chaque verre, et on facilite le travail de la digestion par une petite promenade, après chaque nouvelle ingestion de liquide.

J'ai pour habitude de ne prescrire l'eau à la plupart de mes malades que dans les deux heures qui précèdent leur repas. Sans cette précaution, l'estomac est excité sans aucun profit, les glandes à pepsine fonctionnent en pure perte.

Chez quelques malades, l'affluence du suc gastrique se traduit par des tiraillements et des crampes fort pénibles. Il peut même résulter de cette excitation transitoire et sans résultat un alanguissement des fonctions gastriques, une difficulté plus grande du travail de la digestion.

On évitera tous ces inconvénients, en suivant le conseil donné plus haut. A différentes reprises, j'ai vu disparaître les douleurs gastralgiques qui accompagnent quelquefois le traitement, au début surtout, en appliquant cette simple recommandation.

Le traitement de Vichy, qui est surtout interne, pourrait être suivi à n'importe quel moment de l'année. L'époque la moins favorable est celle des grandes chaleurs : les eaux sont alors bien moins tolérées que par des températures moyennes ; il survient souvent de la diarrhée et les phénomènes congestifs se développent plus aisément. Les étrangers, qui sont toujours mieux renseignés que les Français eux-mêmes sur

10

nos ressources, le savent bien, et ils affluent surtout à la fin de mai, à la fin de juin et après le 15 août. Le mois de septembre est toujours très beau à Vichy.

Tout état fébrile, aigu, inflammatoire, est une contre-indication du traitement thermal, qui exclut également les affections du cœur et les maladies du système nerveux.

*
* *

Au point de vue de la maladie, on doit choisir, pour l'application des eaux, le moment où l'acuité des symptômes a cessé. Il est de toute nécessité que l'économie soit apte à bénéficier d'une médication, beaucoup plus active qu'on ne le croit généralement.

On évitera ainsi les résultats stériles ou nuisibles. Le traitement alcalin intervient d'abord comme régulateur des énergies fonctionnelles. Ce n'est que secondairement et dans les conditions que nous indiquerons plus tard, que s'opèrent les effets réparateurs toniques.

La durée du traitement thermal est en moyenne de trois semaines ; mais cette époque devra être dépassée pour quelques-uns et elle ne saurait être atteinte par d'autres.

L'économie, du reste, se charge en général de prononcer : des phénomènes d'intolérance annoncent en général, du vingtième au trentième jour, rarement plus tôt, la nécessité de suspendre le traitement ou de le terminer.

Sous aucun prétexte, on ne devra suspendre l'usage des eaux d'une manière brusque ; la prudence du début de la médication alcaline devra présider à la fin de la cure. Il sera bon de ne rentrer dans la vie active que d'une manière graduelle, d'éviter les fatigues excessives, de n'accepter que peu de dîners en ville, etc., etc.

*
* *

Dans le cours du traitement, on devra toujours se tenir en garde contre les excitations passagères, le malaise, l'abattement, etc., car la caractéristique du traitement qui est fait dans de bonnes conditions est le défaut de phénomènes physiologiques manifestes ou appréciables. On peut poser en principe que, pour être bonne, la médication alcaline doit être essentiellement interne, paisible, sans réaction prononcée, sauf un peu de diurèse et quelques légères excitations de la peau.

Les personnes qui n'en ont pas besoin feront bien de s'abstenir de prendre les eaux : la médication alcaline ne donne pas de bons résultats en dehors des cas que nous indiquerons plus loin. Elle pourrait devenir nuisible et dangereuse dans l'état d'intégrité de la santé.

Une discussion eut lieu en 1860 entre

MM. Charmasson, Cerdy, Lhéritier, Moutard-Martin, sur l'opportunité des bains de mer, après l'emploi des eaux minérales. Voici en résumé les principales conclusions de ce débat :

1° Les bains de mer ne conviennent que *rarement* après une médication thermale ;

2° Passer de la cure par les eaux minérales à tout autre traitement et particulièrement à la cure par le bain de mer, c'est s'exposer à perdre les bénéfices obtenus ou les avantages encore inconnus, mais possibles, du premier traitement ;

3° Toutes les fois que le traitement thermal a procuré, non pas même une guérison, mais une simple amélioration stable, il faut savoir s'en contenter, à moins d'indication fondamentale ou accidentelle (autre qu'un caprice du malade), qui vienne forcer la main du praticien ;

4° On doit considérer comme déplorable la tendance qui fait écourter les traitements thermaux, pour essayer ensuite de compléter cette médication insuffisante par un traitement de bains de mer, malgré les incertitudes et les chances fâcheuses qu'il présente en pareil cas.

Je ne pense pas, comme le croient quelques malades, qu'une médication adjuvante puisse entraver la cure thermale alcaline : il est même nécessaire d'y avoir recours dans les cas de recrudescence, de récidive, de complications, pour combattre les aggravations morbides et en empêcher le retour, après l'amélioration.

TRAITEMENT EXTERNE — BAINS

Les bains occupent le second rang dans le traitement alcalin ; ils peuvent même être considérés comme une partie accessoire de la cure : leur emploi n'est pas indispensable. Aux établissements de première, de deuxième et de troisième classe, les baignoires sont alimentées par les sources de la Grande-Grille, du Parc et la source Chomel. L'eau du Puits-Lucas est utilisée à l'hôpital militaire, celle de l'hôpital à l'établissement de la place Rosalie.

D'autres établissements privés, ceux de Larbaud, de Lardy, de Cusset, du Hammam, reçoivent de leur côté un fort contingent de malades.

D'une façon générale, la balnéation est trop en honneur à Vichy : les bains quotidiens, prolongés, doivent en effet être considérés comme la véritable cause de l'affaiblissement qui accompagne parfois la médication alcaline.

Il convient d'en user avec énormément de circonspection et même de s'en abstenir complètement, lorsqu'il existe une disposition aux congestions du cerveau ou du poumon ; lorsqu'un épanchement séreux a déjà envahi le tissu cellulaire, chez les goutteux impressionnables, ayant à redouter les manifestations de la goutte viscérale, etc., etc.

*
* *

La grossesse ne contre-indique pas les bains alcalins d'une façon absolue : il sera bon cependant d'en surveiller l'usage, soit dans le cas de gravidité de l'utérus, soit au deux limites de la vie fonctionnelle de cet organe, la puberté et l'âge critique.

*
* *

Les bains se prennent, soit dans des baignoires, soit dans des piscines. Il en existe une dans le grand établissement, une autre place de l'Hôpital ; cette dernière est très fréquentée, malgré son exiguïté, et bien que l'entassement des malades ne permette que des mouvements très limités.

Les effets sédatifs que l'on peut obtenir par ce procédé balnéaire, dans tous les cas de névrose, d'hystéricisme, d'irritabilité de l'utérus et de ses annexes, seraient bien plus constants, si la natation était possible, ou, du moins, si les malades pouvaient s'agiter de façon à développer de la chaleur.

La piscine est, en effet, le modificateur hydrothérapique qui soustrait le plus de calorique à l'économie et qui, par conséquent, l'expose le plus au refroidissement. (Beni-Barbe.)

Cela est surtout vrai pour la piscine froide, et l'engourdissement peut être nuisible au point de provoquer des congestions internes. Bien que de pareils accidents ne soient guère à craindre dans les piscines de Vichy, où l'eau possède d'ordinaire de 25° à 30° de température, j'ai cru devoir cependant signaler un danger possible, afin de garantir les baigneuses contre les inconvénients d'un séjour trop prolongé.

C'est aussi pour prévenir des accidents,

et non par pénurie d'eau minérale, non seulement que l'on mitige les bains avec de l'eau naturelle, mais encore qu'on leur assigne une durée *maximum*. Des réserves considérables d'eau minérale sont faites en temps opportun et permettent de donner constamment, même au moment de la plus grande affluence, des bains minéralisés.

En général, on reste trop longtemps au bain. Au bout de demi-heure on a obtenu, d'ordinaire, tous les effets désirables. Après quarante minutes, le bain devient fatigant et occasionne une certaine lassitude, qui s'explique par la déperdition cutanée.

La meilleure température du bain est de 32 à 35 degrés centigrades. Au dessus, la sécrétion sudorifique prédomine, et le but n'est plus rempli.

Le bain perd ses propriétés sédatives, pour devenir excitant. C'est surtout vrai pour les enfants, dont le système nerveux réagit avec tant de facilité. Cela doit s'entendre non seulement du bain minéral de Vichy, mais du bain simple, de propreté, dont la température est généralement surchauffée, dans tous les établissements de France et de Navarre. C'est par suite d'une erreur très accréditée que nos compatriotes se plongent dans de l'eau aussi chaude qu'ils peuvent la supporter et que les employés des deux sexes, d'autre part, pour satisfaire la clientèle, n'ouvrent le robinet d'eau froide que d'une façon insuffisante.

J'ai souvent entendu des mamans me dire : Mes enfants sont insupportables, les jours où ils prennent un bain. Je ne manque jamais de répondre, en pareille circonstance : Donnez-le plus froid, à l'avenir, et vos bébés ne seront plus agacés, et vous-même, madame, qui les prenez avec vous dans votre baignoire, vous serez plus disposée à les tolérer.

Ce que je dis des enfants est applicable aux Parisiens, qui, avec leur vie si tourmentée et leurs excès, ont plus besoin de calmants et de toniques que de nouvelles causes de débilitation.

Nombre de malades ne croiraient pas avoir fait un traitement sérieux, s'ils ne prenaient pas tous les jours un bain de trois quarts d'heure ou d'une heure. — D'après les règlements, la cabine doit être évacuée au bout d'une heure un quart; les dames en particulier trouvent ce délai insuffisant. Je fais la part du temps qui est nécessaire pour s'habiller et se déshabiller, mais la généralité d'entre elles ne sont en retard que parce qu'elles s'obstinent à séjourner outre mesure dans le bain.

Quoi d'étonnant, après cela, que la réaction fasse son œuvre, et que, pour les bains, comme pour l'ingestion de l'eau minérale, on devienne de plus en plus réservé? Plusieurs de mes collègues font prendre des bains très courts, de 20 minutes en moyenne, et ne les prescrivent pas quotidiennement, dans bien des cas.

D'autre part, ils ne donnent l'eau minérale qu'à petites doses et ne dépassent qu'exceptionnellement quatre ou cinq verres de 200 grammes, par jour.

Cette pratique, que j'appellerai volontiers nouvelle, a eu assez de peine à s'implanter parmi nous, pour qu'il faille craindre de rétrograder, et d'en revenir au temps de *débauche alcaline*, qui a caractérisé le triste règne de Petit.

Il y a un proverbe qui dit qu'il n'y a jamais de fumée sans feu. — Ce qu'il y a eu jadis de fondé dans ce qu'on appelait la cachexie alcaline, aujourd'hui absolument introuvable, c'est qu'on englobait sous ce nom tous les accidents qui résultaient des contre-indications et, surtout, de l'abus des eaux à l'intérieur et à l'extérieur. Avec le temps, on a reconnu qu'il y avait de graves inconvénients à prendre plusieurs litres d'eau par jour ; on commence de même à reconnaître qu'il est dangereux d'abuser des bains, et qu'on ne saurait rester impunément, durant une heure, dans un bain surchauffé, et cela pendant trois semaines ou un mois. Il ne faut pas chercher ailleurs la raison de la transformation qui s'est faite.

Certains indices me portent même à croire que ce mouvement ne fera que s'accentuer, de façon à ce que tout contribue à prouver dorénavant que le traitement de Vichy, loin d'être affaiblissant, est bien plutôt tonique et reconstituant.

Il l'est déjà *par lui-même ;* il le sera bien davantage avec l'aide des applications froides, pour lesquelles notre génération, que l'on dit anémique, tend de plus en plus à avoir une prédilection marquée. Loin donc de redouter les installations hydrothérapiques nouvelles, qui surgissent sur les bords de l'Allier, je leur souhaite volontiers la bienvenue, persuadé qu'elles nous seront d'un précieux secours.

L'énoncé des idées qui précèdent m'a fait accuser à la Société d'hydrologie, de condamner sans merci le bain alcalin, au bénéfice exclusif de l'hydrothérapie. Cela exige quelques commentaires.

En me faisant l'interprète de plusieurs de mes collègues, qui considèrent cette petite révolution comme très heureuse, en m'associant à leur reconnaissance pour les services que l'eau froide nous rend, je n'ai pas du tout entendu rayer le bain minéral de notre pratique; j'ai simplement voulu le reléguer au second plan de la médication thermale, et le confiner dans le rôle modeste qui lui convient, à tous les points de vue.

Oui, le bain est souvent inutile et peut même devenir dangereux, parce que notre contrôle est dérisoire, parce que, malgré nous, il est pris trop chaud et pendant trop de temps. Nos recommandations fussent-elles suivies avec fidélité, le danger persiste pour cette foule de malades, la plus nombreuse, qui ne consultent pas, et abusent systématiquement de la balnéation. Je ne crois pas qu'il nous soit permis de rester impassible devant cette initiative imprudente, qui contribue au discrédit de nos eaux minérales. « Tant pis pour ces audacieux, m'a-t-on répondu ; ils ne méritent pas qu'on s'intéresse à eux. » C'est possible ; mais leurs excès nous touchent indirectement ; ils rejaillissent sur leur santé, au détriment du prestige de notre station, que l'on accuse ensuite d'*affaiblir*. Il me paraît donc juste de prévenir les intéressés, ceux surtout qui échappent à notre direction, qu'ils font fausse route en ne considérant leur cure comme complète qu'autant qu'ils auront pris consécutivement 22 ou 25 bains d'une heure.

C'est ainsi que l'on comptait autrefois ; on ne raisonnait que d'après le nombre des bains ; la saison thermale n'était pas de 25 ou 30 jours, elle était de 25 ou 30 bains. Vous saisissez tout de suite la différence.

L'expérience a complètement condamné cette déplorable tradition, et on reconnaît de plus en plus : 1° que les bains ne conviennent pas à *tous* les malades ; 2° qu'un certain nombre ne doivent pas en prendre tous les jours ; 3° que les plus favorisés ne sauraient y séjourner impunément une heure et plus chaque matin, pendant un mois environ.

Si j'insiste jusqu'à satiété, c'est qu'on a trop longtemps considéré le bain comme indispensable, comme devant passer avant l'usage interne de l'eau. C'est avec une certaine mélancolie que nos aînés constatent qu'il n'en est plus ainsi, et je n'ai pu m'empêcher de souligner cette espèce de regret, pour avoir le droit de protester contre tout ce qui pourrait ressembler à un retour, même déguisé, vers un passé que tout condamne.

Il n'y a aucun avantage à persévérer dans les errements anciens; il y a tout bénéfice, au contraire, à user du bain avec circonspection, et à faire appel autant que possible aux médications accessoires, qui, comme la douche, aident puissamment à la reconstitution de l'économie.

En somme, le courant de modération de plus en plus accusé qui s'impose, aussi bien pour la médication interne que pour la médication externe, est le résultat de réflexions sérieuses, d'observations concluantes, dont l'indication ne peut pas être rejetée.

Je me suis fait sans réserve le champion de ce nouvel état de choses, parce que j'ai le pressentiment qu'avec lui nous verrons s'évanouir définitivement ce vieux fantôme de la cachexie alcaline, qui ne vit plus que dans le souvenir de quelques esprits prévenus. Ils ne tarderont pas à capituler, j'ose l'affirmer, parce que la nouvelle génération médicale ne se laisse plus guider que par la prudence et la modération.

Aujourd'hui, on n'ose plus parler de l'absorption par le bain ; mais on répète encore volontiers, après Homolle, Hébert et Ch. Robin, que l'urine devient alcaline, même après un bain simple. — C'est même probablement le dernier retranchement derrière lequel se cantonnent nos aînés pour patronner le bain à Vichy, d'une façon tout à fait autoritaire. — Il semble que, hors de lui, il n'y aurait pas de salut. — Des expériences faites au laboratoire de la clinique médicale de Lyon et publiées par M. Fustier (*Essai sur la réaction de l'urine*, 1879, A. Delahaye), sont en complet désaccord avec ces prémisses. — Il en résulte que l'urine excrétée après le bain, loin d'être alcaline, est beaucoup plus acide qu'elle le serait à l'état normal.

Comme Hébert, M. Fustier admet une augmentation de la combustion ; mais il démontre que les combustions organiques et l'acidité de l'urine sont dans un rapport direct et marchent ensemble. Pendant un bain chaud, la combustion augmente ; il en est de même de l'acidité de l'urine.

Je livre ces résultats à l'appréciation de mes lecteurs ; je les engage à les méditer et à les contrôler.

C'est le cas de rappeler les règles posées

par feu le professeur Raynaud, dans son article sur le scepticisme en thérapeutique. Il soutenait qu'il est bon de se montrer exigeant en fait de preuves, qu'il faut contrôler les assertions les plus plausibles, considérer les théories les mieux établies comme des jalons provisoires qui servent à grouper les faits, mais qu'il faut se tenir prêt à abandonner aussitôt que la théorie sera démontrée fausse ou insuffisante.

« Quel est, ajoutait-il, le groupe de faits de l'ordre physiologique et vital où l'on puisse se flatter de posséder une vérité tellement définitive, qu'il n'y ait plus à y revenir ? »

Ce sont là des idées dont il faut bien se pénétrer, lorsqu'on s'aventure sur le sol glissant, sur les terrains vagues de la thérapeutique des eaux minérales.

La science est moins faite dans ce domaine que partout ailleurs ; il est donc nécessaire de la faire et de l'imposer par des preuves convaincantes.

En somme, les bains minéralisés, dans les conditions de température et de durée où on les administre, doivent être, sous le rapport de l'absorption, ramenés au rang des médications infinitésimales.

Si la peau se laisse pénétrer par l'eau, à la longue, elle n'admet les matières que celle-ci tient en dissolution qu'avec une extrême lenteur et en proportions fort insignifiantes.

*
* *

On ne doit jamais entrer dans les baignoires de l'établissement, pas plus que dans aucun autre bain, lorsque le corps est en sueur. Il faut savoir attendre que la transpiration ait à peu près disparu.

Si l'on éprouvait de l'engourdissement, des troubles nerveux, de la céphalalgie, on devrait abréger la durée du bain.

A *certaines époques*, les dames doivent s'abstenir de bains. Elles feront bien de mettre sur leurs cheveux un serre-tête en toile cirée. Les vapeurs du bain sont mauvaises pour la chevelure, qui perd de sa souplesse, de son brillant, de son soyeux.

La promenade après le bain est une excellente pratique.

Le nombre des bains sera en rapport avec les effets produits : le médecin en sera juge, encore plus que le malade.

Indépendamment de l'action propre des eaux de Vichy, due à la présence des principes fixes, ces bains, comme tous les bains chauds, ont pour résultat, surtout lorsqu'ils sont suivis de frictions, de massage, d'entretenir la propreté de l'enveloppe cutanée, de maintenir sa souplesse et son élasticité, et de la rendre ainsi plus apte à remplir les diverses fonctions auxquelles elle est destinée.

HYDROTHÉRAPIE — DOUCHES

Aujourd'hui, l'hydrothérapie, si chère aux anciens Romains et aux peuples d'Orient, est entrée dans nos mœurs et l'on peut préconiser les applications méthodiques de l'eau froide, sans avoir à redouter d'être traité comme le fut Hecquet par Lesage, sous les traits du Dr Sangrado, dans le roman de Gil Blas.

Au reste, les Lesage se font malheureusement de plus en plus rares et les résultats obtenus ont renversé les préjugés, aussi tenaces qu'absurdes, qui s'opposaient à l'adoption et au développement de l'hydrothérapie.

A Vichy, on fait surtout usage de la douche générale en pluie ou en jet, des diverses variétés de douches locales (hépatique, splénique, épi et hypogastrique, vaginale, utérine, périnéale, ascendante), de la douche écossaise et de la douche en cercles.

Avec la *douche en pluie*, on produit une stimulation générale très manifeste et on augmente considérablement la puissance des actions reflexes. Il est bon de débuter par des pluies à pression légère et de ne pas les prolonger tout d'abord au delà de douze à quinze secondes, à moins d'indications tout à fait spéciales. Quelquefois, les moyens préparatoires, appliqués avec une gradation rigoureuse, ne suffisent pas pour acclimater l'organisme et le mettre dans des conditions qui lui permettent de résister : il convient alors de s'abstenir et de donner la préférence à des procédés plus doux.

La douche mobile, la plus fréquemment employée, peut être facilement modifiée, soit à l'aide de la main, soit à l'aide de certains ajoutages. De cette façon, ce jet, au lieu d'être en colonne, peut prendre la forme d'un éventail ou d'une grosse pluie seulement. Chez les personnes affaiblies, l'exercice qui doit précéder les applications hydrothérapiques devra être très modéré. Elles doivent réserver toutes leurs forces pour résister à l'attaque du froid, qui n'agit efficacement, dans certains cas, que lorsque l'organisme est en état d'utiliser l'activité vitale qu'il fait naître.

La douche mobile peut être dirigée sur presque toutes les parties du corps et suffit à remplir, à peu près, les indications que fournissent les affections locales. Lorsqu'on veut obtenir un effet purement excitant, il faut que l'application soit courte : si on la prolongeait outre mesure, à l'excitation salutaire succèderait de l'épuisement ; les nerfs vaso-moteurs notamment, trop longtemps excités, se paralyseraient et favoriseraient l'augmentation des congestions que l'on veut combattre (Beni-Barde). Les applications locales seraient souvent incertaines, si elles n'étaient pas associées à des applications générales.

On ne se sert guère pour la douche que de l'eau ordinaire et non d'eau chargée de principes médicamenteux. Il faut peu compter en effet sur les substances en dissolution dans l'eau : elles n'agissent qu'en augmentant sa densité et par là sa force de percussion.

*
* *

L'eau chaude ne saurait être rationnellement employée en douche que pour servir de préparation aux applications consécutives de l'eau froide. Les effets excitants de rubéfaction, de révulsion, obtenus par l'eau chaude, sont bien plus rapides, bien plus efficaces, avec l'eau froide. L'usage préalable de l'eau chaude n'est réellement nécessaire, que lorsque le malade est dans des conditions morbides, qui rendent la réaction physiologique difficile.

Pour dire toute notre pensée, nous ajouterons qu'on fait, à Vichy, un usage trop fréquent des douches chaudes, et que cette pratique est regrettable, au point de vue de l'intérêt immédiat des malades.

Les douches ascendantes sont utilisées dans les cas d'atonie du gros intestin, dans les catarrhes de la vessie et les engorgements de la prostate ; contre les engorgements atoniques et les états indolents de l'utérus et des ovaires.

Les douches ascendantes agissent dans la constipation, en tonifiant l'intestin, en stimulant sa contractilité, en activant ses sécrétions. Elles rétablissent, en un mot, la régularité de ses fonctions, et cette stimulation exercée à l'extrémité du canal intestinal, est de nature à se faire sentir et à modifier d'une manière favorable certains états dyspeptiques.

Le Dr Boucomont est grand partisan de la douche froide des pieds et voici pourquoi :

« Par le bain de pieds chaud, on obtient un effet prompt, mais de si courte durée que certains malades menacés de congestions pulmonaires sont forcés d'en prendre deux et même trois par jour ; de là cette sensibilité extrême de la plante des pieds qui rend la marche pénible et amène un certain état variqueux des jambes.

» Rien de cela avec la douche froide : le plus souvent une seule suffit pour maintenir les pieds chauds toute la journée ; la plante des pieds ne se sensibilise pas comme avec l'eau chaude, et le malade se trouve plus dispos pour la marche. »

M. Boucomont attribue à cette douche froide des pieds une double action :

1° Une action *locale*, *dérivative* sur les extrémités inférieures, qui la rend précieuse dans tous les états congestifs du cerveau, de la gorge et des bronches.

2° Une action *générale*, *reflexe*, qui imprime une certaine tonicité aux anémiques et une certaine sédation aux nerveux. (Cette action générale a été signalée pour la première fois par le Dr Caulet, médecin inspecteur de Saint-Sauveur.)

Après avoir énuméré avec un soin particulier les indications et les contre-indications de la douche froide des pieds, l'auteur résume ainsi ses conclusions :

« Nous vous avons décrit l'action physiologique de la douche froide des pieds, nous avons passé en revue ses nombreuses applications.

» Nous vous avons montré ses effets dérivatifs dans les congestions de la *tête*, de la *gorge* et des *poumons* ;

» Ses effets généraux toniques dans les affections chloro-anémiques ;

» Ses effets sédatifs dans les affections nerveuses.

» Cela dit, nous devons désirer la voir bientôt introduite :

» Dans les casernes, où l'hygiène l'impose ; elle reposerait nos soldats de leurs longues courses et les préserverait souvent des congestions consécutives à la fatigue ou à l'insolation.

» Dans les lycées et dans les pensionnats

de jeunes filles, où, tout en combattant l'anémie qu'occasionne à cet âge la vie sédentaire, elle détruirait cet état congestif du cerveau causé et entretenu par de longues et trop sérieuses études.

» Enfin, dans les maisons d'aliénés, et dans les stations thermales, où elle remplacerait l'effet éphémère des pédiluves par une action dérivative plus active et surtout plus durable. »

*
* *

Pour tranquilliser les appréhensions de quelques malades, qui redoutent énormément l'hydrothérapie, nous leur dirons qu'on s'y habitue avec beaucoup de facilité et qu'il suffit de quelques séances, non seulement pour que les applications froides soient supportées, mais encore pour qu'elles soient prises avec plaisir.

La sensation pénible causée par la première impression du liquide cesse bientôt pour faire place à un sentiment général de bien-être, qui fait rechercher avidement les affusions froides par ceux qui en ont pris l'habitude.

⁂

Ce n'est que par des applications répétées que l'on obtiendra une stimulation vraiment salutaire : « Comme le balancier, en vertu de la vitesse acquise dans sa première oscillation, dépasse son point de départ, puis revient peu à peu à sa position initiale de repos, si aucune nouvelle impulsion ne lui est communiquée, de même le mouvement de réaction organique qui suit l'application de l'eau froide va au delà du point initial d'équilibre ; mais si une nouvelle application du modificateur ne vient pas lui communiquer une stimulation complémentaire, l'organisme est ramené plus ou moins rapidement à son état primitif. »

Deux facteurs principaux interviennent pour obtenir les effets que nous venons de signaler : la *température* et la *pression*.

L'eau est soumise à une certaine pression dans les réservoirs ou appareils qui la contiennent ; elle est lancée d'une hauteur ou d'une distance plus ou moins considérable et avec plus ou moins de violence sur la surface du corps. La force de projection de la colonne liquide agit alors à l'égal d'un révulsif instantané, d'autant plus rapide que la température de l'eau est plus basse. Plus l'eau descendra au dessous de 14° centigrades, plus la durée de l'application devra être courte.

Pour que la douche soit vraiment utile, il faut que tous les organes aient été préalablement soumis à un égal degré d'excitation, que tous les tissus soient épanouis et prêts à recevoir l'impression saisissante d'un contraire : l'effet progressif d'un exercice sagement compris et ordonné, la promenade, la gymnastique, l'équitation, sont une excellente préparation.

Ces préliminaires sont indispensables pour que la sensation soit vraiment salutaire, pour que la réaction, en un mot, s'opère dans de bonnes conditions.

C'est alors que la friction sèche, qui ne doit point être l'acte de dessication de l'épiderme mouillé, intervient, comme réactif immédiat, pour empêcher le refroidissement et rappeler le sang à la surface des téguments.

« Donc, il ne faut point, par *douilletterie*, — c'est M. Paz qui parle, — se soustraire aux coups secs et rapides dont le garçon doit frapper le dos du *douché*.

« Il ne faut point, avare de ses minutes, se dérober au frottement long et âpre qui doit rendre au corps sa chaleur et sa circulation normale au sang. Il faut, au contraire, stimuler le doucheur ou la doucheuse, lorsqu'ils manquent de conviction... et d'énergie.

« Il ne faut point, sous le prétexte pusillanime d'un chatouillement désagréable, retirer son pied des mains du garçon et des aspérités du linge.

« Les extrémités inférieures doivent rapidement, au contraire, être réchauffées ; exigez même que celui qui vous frictionne vous fouette un peu la plante des pieds. L'essentiel est de ramener la chaleur à la peau et d'exciter la circulation, surtout vers les parties inférieures.

« Après la friction, aidez rapidement le travail de la nature, soit en vous livrant à quelques mouvements énergiques, soit en faisant une promenade de vingt minutes ou une demi-heure ; mais à aucun prix ne montez en voiture pour rentrer chez vous.

« Pendant la douche, ne soyez point immobile. Servez-vous de vos mains pour flageller le reste du corps ; frottez-vous les bras et les jambes, surtout la poitrine. Sautez, gambadez, vous n'en ferez que mieux.

« Quand vous vous présenterez devant la *pluie*, c'est généralement par elle que l'on commence, ne vous placez pas progressivement sous ses rayons, mais tout d'une pièce. Le *crescendo* du saisissement est un raffinement désagréable ; armez-vous donc de courage, et le *jet horizontal* à forte pression viendra ensuite vous consoler et assurer votre réaction. »

Dans les cas où ce précieux moyen de balnéation n'a pas répondu aux espérances qu'on fonde sur son emploi, cela tient à ce que le remède a été administré, soit d'une façon intempestive, soit par une main inhabile.

On évitera les rares déceptions qui ont été signalées en tenant compte des recommandations qui vont suivre ; elles ont reçu la consécration de l'expérience :

1° On ne devra recourir à l'hydrothérapie qu'avec énormément de prudence, chez les personnes dont le système nerveux est impressionnable, chez celles qui sont prédisposées aux congestions actives ou passives. La douche sera proscrite d'une façon absolue, s'il existe des phénomènes douloureux d'origine névralgique ou inflammatoire.

Aux deux âges extrêmes de la vie, on devra, par des applications graduelles, et ménagées, proportionner la température du liquide et la durée de la douche à la faculté de calorification des sujets.

Nous recommandons aux malades de ne pas se couvrir la tête, pendant la douche. Il en résulte des congestions et des céphalalgies.

2° J'ai dit qu'il était utile, pour obtenir de la douche tout l'effet qu'on peut en espérer, que le corps fût en moiteur. On fera cependant bien, lorsque la course ou les exercices gymnastiques auront été très violents, d'observer un intervalle de trois à quatre minutes entre les derniers exercices et la douche, afin de laisser aux mouvements du cœur le temps de reprendre une allure calme et régulière.

3° Les gens nerveux sont quelquefois

vivement surexcités par la douche ; divers phénomènes, l'insomnie, la courbature, peuvent se montrer au début du traitement : on ne devra s'en préoccuper qu'autant qu'ils persisteraient.

Il n'y a rien d'étonnant que les membres et les nerfs habitués à une apathie atrophiante, demeurent *d'abord* singulièrement surpris : le système nerveux serait ébranlé à moins ; mais cette surexcitation ne doit être que passagère.

On pourrait encore suspendre momentanément le traitement pour le reprendre plus tard ; un nouvel essai suivi d'insuccès devrait y faire renoncer à tout jamais.

4° Dans les engorgements du foie et de la rate, le choc de l'eau peut, dans certains cas, réveiller les douleurs hépatiques et produire des ébranlements qui offrent une certaine gravité. L'apparition de symptômes douloureux ou inflammatoires indiquera nettement la conduite à suivre.

5° Le traitement hydrothérapique peut

être suivi en tout temps, même l'hiver, lorsque toutefois la température n'est pas trop basse, pour congeler l'eau dans les réservoirs. En été, l'action de l'eau froide est moins grande, parce que, la température étant plus élevée, la réaction se fait sans effort de la part de l'organisme et n'amène qu'un effet passager sans grand résultat. Les époques les plus favorables sont toujours le printemps et l'automne, parce qu'à ces deux époques, la chaleur extérieure est modérée.

6° Quant à la durée de la douche, elle devra varier de quelques secondes à une minute, deux au maximum.

*
* *

En tenant compte des conseils qui précèdent, on pourra affronter sans crainte les établissements hydrothérapiques : chaque année apporte son contingent de faits nouveaux, pour prouver que les douches et les affusions froides viennent heureusement en aide à la médication hydro-minérale.

DES DIVERSES APPLICATIONS DE L'ACIDE CARBONIQUE

Sans ajouter à l'emploi de l'acide carbonique l'importance que M. Herpin lui a donnée, je pense cependant qu'il faut tenir un compte sérieux de cet adjuvant de la médication alcaline.

L'acide carbonique n'agirait-il qu'en produisant une diminution, une abolition de la douleur, qu'on devrait se féliciter de pouvoir remédier, par son intermédiaire, aux maux si nombreux de la pauvre humanité.

Les bains généraux se prennent à l'entrée de l'établissement de première classe, qui fait face au Casino, dans des baignoires ordinaires simplement recouvertes d'une enveloppe imperméable, destinée à protéger la tête du malade. Celui-ci n'a besoin que de poser ses vêtements de dessus. Un robinet distribue le gaz à volonté. Les séances varient de vingt minutes à une heure.

On a utilisé avec plus ou moins de succès

les bains d'acide carbonique pour combattre les douleurs arthritiques de la goutte et du rhumatisme, les névralgies sciatiques ou autres, etc.

Pour les douches et injections, le gaz est conduit sur les parties malades, au moyen de petits tubes flexibles en caoutchouc, dont l'extrémité est armée de canules de forme différente. Les injections et les douches donnent d'excellents résultats dans les cas de prurit et de spasmes, dans les névroses vaginales et utérines, qui sont si souvent une cause de stérilité, dans les diverses ulcérations du col utérin. L'effet cicatrisant se produit assez rapidement dans la plupart des cas d'ulcération simple du museau de tanche.

Ces injections devront toujours être administrées avec une certaine circonspection; car lorsque la muqueuse est enflammée, excoriée, l'absorption de l'acide carbonique par ces surfaces dénudées est susceptible d'occasionner des accidents.

*
* *

J'avouerai franchement que j'ai peu d'estime pour les déglutitions d'acide carbonique, même dans les cas de susceptibilité excessive de l'estomac : il me semble préférable d'avoir recours à des eaux fortement gazeuses ou aux autres médicaments anesthésiques, dont la thérapeutique peut disposer avec beaucoup moins d'inconvénients.

Ma pratique personnelle ne m'a pas inspiré une grande prédilection pour le gaz carbonique. Je n'ai jamais constaté de résultats assez concluants pour me dicter une conviction à ce sujet.

INHALATIONS D'OXYGÈNE

Des expériences entreprises par M. Aune, sur les indications de M. Hayem, l'ont amené à conclure comme je l'avais fait moi-même autrefois, au sujet de l'oxygène.

Les expériences auxquelles s'est livré M. Aune ont duré quatre semaines. Pendant ce laps de temps, il s'est soumis au même régime, relativement à la quantité et à la qualité des aliments, à l'exercice musculaire et au travail intellectuel. Il n'a pris de l'oxygène que dans le courant de la deuxième et de la troisième semaine; mais, pendant toute la durée des expériences, il a enregistré la température, le pouls, la respiration, et a analysé chaque jour les urines et le sang.

Il s'est servi de l'appareil Limousin et a inhalé entre 40 et 80 litres d'oxygène par jour. Il a éprouvé les phénomènes décrits par les auteurs qui se sont occupés de cette question, tels que des fourmillements dans les extrémités, une espèce d'ivresse légère, agréable et très propre à dissiper l'hypocondrie, mais il n'a pas constaté cette sensation de chaleur dans l'intérieur de la poitrine dont parlent plusieurs auteurs. Le développement de la faculté d'assimilation est incontestable, et de ce fait découlent naturellement l'augmentation de l'appétit, de la soif, etc.

De l'examen des chiffres cités par M. Aune, il ressort que la température ne présente, sous l'influence des inhalations d'oxygène, qu'une très légère augmentation. Le nombre des respirations s'élève en raison de la dose d'oxygène absorbée; il en est de même du nombre des pulsations.

Il y a aussi une augmentation de poids. Cela peut paraître paradoxal au premier abord, puisque, brûlant davantage, on doit sécréter davantage et conséquemment perdre de son poids. Cela serait sans doute si l'air vital ne possédait pas une puissance d'assimilation considérable qui compense, et au delà, tout ce qui est éliminé par des sécrétions plus actives qu'à l'état normal. Grâce à la puissance assimilatrice de l'oxygène, les aliments laissent dans l'économie une plus grande quantité de substances azotées.

Enfin, les inhalations d'oxygène augmentent sensiblement le nombre des globules rouges, celui des hématoblastes, la richesse des premiers en hémoglobine. Elles paraissent sans influence sur les globules blancs.

On comprend, dès lors, que l'oxygène est apte à nous rendre de grands services, chez la plupart de nos malades.

L'idée de faire inhaler l'oxygène aux diabétiques est due aux explications de quelques savants de Munich (Pettenkofer, Voit, Huppert) qui admettent que si le sucre n'est pas brûlé, c'est parce qu'il y a un défaut de rapport entre la proportion d'oxygène absorbé et les aliments ingérés. En d'autres termes, la quantité de sucre formé est plus grande que la quantité d'oxygène destiné à opérer sa réduction.

Ce manque d'équilibre, toujours d'après les mêmes auteurs, serait dû à une altération fonctionnelle des globules rouges, qui, quoique normaux quant à leur nombre, ne possèdent plus, au même degré que dans l'état sain, la faculté de fixer l'oxygène.

Cette théorie n'est guère plus admise; mais la pratique thérapeutique, dont on a reconnu les avantages, lui a survécu.

Ce qu'il y a de certain, c'est qu'à la suite d'une inhalation de 15 à 20 litres d'oxygène (on peut en respirer jusqu'à 40 ou 50, en plusieurs fois, dans la journée, sans en être incommodé), on constate une diminution dans la quantité de sucre éliminé.

L'oxygène n'atteint ainsi le diabète que dans ses manifestations symptômatiques et non dans son essence. Il aurait pour propriété de donner au mouvement vital une plus grande activité, d'augmenter le champ d'hématose du poumon, en favorisant la destruction du sucre, au moment de son passage dans cet organe, de prévenir par conséquent ou de ralentir les manifestations graves qui accompagnent la maladie, à une certaine période.

C'est d'une façon analogue qu'il faut expliquer le rôle de l'oxygène dans l'albuminurie. Les principes albuminoïdes, au lieu d'être éliminés en pure perte, sont utilisés en partie et les combustions internes deviennent plus complètes.

L'oxygène en inhalations fait disparaître, dans certains cas, l'albumine des urines, et cela aux périodes les plus avancées de la maladie (Dr Baumetz, p. 229).

Dans des expériences faites sur lui-même, Kollmann a vu l'acide urique diminuer sous l'influence de l'inhalation de ce gaz. Ainsi, une première fois, tandis que 300 grammes de ses urines contenaient normalement 236 milligrammes d'acide urique, la quantité de cet acide descendit à 122 milligrammes, pour la même quantité d'urine, après qu'il eût respiré 12 litres d'oxygène.

Une autre fois, l'acide urique descendit

de 134 milligrammes à 25 milligrammes. Enfin, dans une expérience qu'il fit en commun avec Eckart, sur un albuminurique, il constata également une diminution de l'acide urique; de plus, il vit l'albumine diminuer dans les urines, et même disparaître complètement au bout de quatre jours. Le malade respirait, deux fois par jour, 28 litres d'oxygène.

Trousseau, après avoir lu le livre de M. Demarquay (*Essai de pneumatologie médicale, recherches physiologiques, cliniques et thérapeutiques sur les gaz*), eut l'idée d'expérimenter les inhalations de gaz oxygène pur, dans certaines dyspepsies où l'organisme ne peut supporter une alimentation réparatrice et s'épuise par une déperdition quotidienne : il en obtint des résultats « aussi remarquables, au point de vue thérapeutique, qu'inattendus et paradoxaux, au point de vue physiologique ».

Pendant la saison 1876, j'ai eu à soigner deux jeunes filles, très anémiées l'une et l'autre : les téguments étaient décolorés, les extrémités presque toujours froides, etc. L'oxygène a été administré pendant trois semaines consécutives à la dose graduelle de 10, 15 et même 20 litres quotidiennement. Après chaque séance, mes deux malades accusaient le même sentiment d'alacrité ; il leur semblait qu'elles respiraient plus à l'aise, les traits se coloraient légèrement, l'exercice devenait chaque jour plus facile, l'estomac plus tolérant, les digestions plus complètes.

Elles ont quitté Vichy dans d'excellentes conditions de santé, et ce résultat ne saurait être attribué aux eaux, attendu qu'elles n'ont pris que des doses insignifiantes de la source *Lardy*.

Ces faits, et d'autres analogues que je pourrais rapporter, prouvent bien qu'il faut tenir compte de cette médication. Je suis convaincu que, mieux connue et, par conséquent, judicieusement appliquée, elle pourra rendre de grands services.

PULVÉRISATION DES EAUX MINÉRALES

Une salle est affectée à cette médication, dont nous n'usons qu'exceptionnellement. On se sert, soit de l'eau de la source *Chomel*, soit des eaux sulfureuses les plus connues, dont il existe un dépôt à l'Etablissement et que l'on chauffe préalablement au bain-marie.

La pulvérisation, faite dans ces conditions, ne saurait être employée avec quelque fruit que dans les maladies de l'isthme du gosier, du pharynx et du larynx. Il sera toujours préférable, dans les maladies chroniques des voies respiratoires, de séjourner dans des salles d'inhalation, comme celles qui existent à Saint-Honoré, Allevard, Aix, Cauterets, Luchon, Bagnères, Enghien. Les gaz sont fournis par l'eau minérale, venant directement de la source et se répandent, par pression, sur un appareil diviseur à chutes successives. Un jet d'eau chauffé peut produire une atmosphère sulfureuse chaude ou tiède, à volonté.

C'est ici le lieu de rappeler le reproche fait aux pulvérisateurs de Sales-Girons, comme à tous les appareils qui divisent l'eau minérale en poussière impalpable, pour la faire pénétrer, avec ses principes fixes et ses gaz, dans les voies respiratoires.

Cette division excessive amène nécessairement la séparation des gaz contenus dans l'eau, immédiatement après sa sortie de l'appareil, d'où il suit que l'eau pulvérisée arrive au malade privée des gaz libres ; de plus, certaines eaux sulfureuses, au contact de l'air, perdent une grande partie, jusqu'à 60 p. 100, de leurs sulfures, ainsi que cela a été constaté par des analyses faites avant et après la pulvérisation de ces eaux ; enfin, objection bien plus grave encore, il paraît constant, malgré des expériences contradictoires, que l'eau pulvérisée, qui arrive aisément dans l'arrière-bouche, dans le pharynx et même à l'entrée de la glotte, franchit difficilement cette ouverture et pénètre à peine dans la trachée, encore moins dans les bronches, alors même que le malade prend la précaution d'abaisser la langue, de renverser légèrement la tête en arrière et de faire de larges aspirations, ainsi que le recommande l'inventeur de la méthode.

LE HAMMAM VAPORIFÈRE DE LA RUE BURNOL

J'ai parlé plus haut des précieux services que nous rendent les établissements hydrothérapiques, installés depuis quelques années à Vichy; mais je dois une mention spéciale au Hammam, fondé par M. Perrin, dans des conditions de luxe, d'hygiène et de confortable, qu'on ne rencontre qu'exceptionnellement.

C'est sur l'emplacement de l'ancien théâtre des Variétés qu'a surgi comme par enchantement cette maison modèle, qui comble les dernières lacunes du traitement de Vichy. On y rencontre, il faut le reconnaître, toutes les médications accessoires qui peuvent parfaire la cure alcaline.

Je dirai plus : avec les ressources nombreuses dont il dispose, avec l'action séparée ou combinée de l'eau, de la vapeur et de l'électricité, avec ses opérations multiples (massage, pulvérisations, douches, inhalations, fumigations, etc., etc.), cet établissement mérite à lui seul d'attirer toute une catégorie de malades, en dehors même du traitement de Vichy. C'est ce qui explique sa vogue croissante et l'obligera probablement plus tard à s'agrandir encore.

Voici, d'ailleurs, la nomenclature des opérations qui se pratiquent au Hammam ; elle justifiera pleinement les éloges qui précèdent :

Bains d'eau douce, **Bains** de luxe et aromatiques, tels que **Bains** de lait, de son, de fécule, de Pennès, etc.

Bains gélatineux, alcalins, sulfureux, de tannin.

Douches en jets, en cercle, en pluie, à percussion, alternées, écossaises, ascendantes, de siège, etc.

Irrigations et injections continues.

Bains de sudation (vapeur sèche), pris dans un lit, la tête complètement libre, système Lefebvre, approuvé par l'Académie de Médecine de Paris.

Bains médicinaux de sudation et fumigations.

Douches de vapeur sèche.

Douches médicamenteuses.

Bains de vapeur (étuve sèche).

Bains de vapeur (étuve humide).

Ces derniers peuvent servir également à l'absorption de matières aromatiques ou médicamenteuses.

Inhalations médicamenteuses ou aromatiques (absorption pulmonaire).

Petites douches (système Lefebvre).

Inhalations d'oxygène.

Pulvérisations d'eaux minérales.

Bains électriques pris dans l'eau, avec courants induits.

Electrisation sèche, partielle ou totale (avec les courants induits ou continus).

Je ne puis que donner des renseignements écourtés, au sujet de quelques-unes de ces opérations, les proportions de cet ouvrage ne me permettant pas de leur consacrer de longs développements.

Les bains de tannin, analogues à ceux qui fonctionnent avec tant de succès faubourg Montmartre, à Paris, sont spécialement indiqués dans les affections utérines et vaginales, surtout la métrite du col, la leucorrhée, chez les chlorotiques en particulier, lorsqu'il existe un état d'atonie générale.

Je les ai prescrits encore avec un réel profit chez certains diabétiques anémiés, à tissus flasques et irritables ; chez des sujets lymphatiques, dont la peau présentait facilement des dermopathies érythémateuses, etc.

Les bains de vapeur, pris sur un lit couvert d'une toile imperméable, sont surtout utiles dans la goutte, le rhumatisme, les arthrites chroniques, l'hydarthrose, certaines névralgies, surtout la sciatique, l'obésité ; dans l'ictère, pour favoriser l'élimination des produits biliaires ; dans divers engorgements des viscères abdominaux, pour favoriser le fonctionnement de la peau, surtout les sécrétions sudoripares, etc.

Je me contente d'énumérer les principales indications. L'appareil Lefebvre, adopté au Hammam, offre les avantages suivants :

1° Il distribue la chaleur et la vapeur, autour du malade, avec une égalité et une régularité parfaites. En effet, ce n'est pas d'un point unique que part la vapeur, comme dans les autres appareils, mais bien de tous les points à la fois, distribuée qu'elle est par les tubes creux, percés de petits trous, qui constituent la cage de l'appareil.

2° Cette diffusion de la vapeur, ainsi universellement distribuée, ne nuit en rien à l'élévation de la température, car on peut la porter, comme dans l'étuve, à 80 degrés centigrades, sans aucune condensation de la vapeur.

3° Comme l'appareil, enveloppé d'une forte toile, présente, sur chacun de ses côtés, de larges manches, on peut introduire, par les ouvertures, la main ou tel appareil que l'on juge convenable, de façon à faire au malade, pendant la douche, des frictions ou des applications sur un point du corps déterminé. De là un autre avantage, c'est qu'on peut couvrir la peau, de telle ou telle région, du médicament dont on veut obtenir l'absorption. En outre, les matières solubles ou volatilisables, comme le camphre, le goudron, le genièvre, la térébenthine, l'iode, la créosote, les sulfures, l'ammoniaque, la valériane, l'eucalyptus, le thymol, le coaltar, etc., peuvent être entraînés par la vapeur et compléter son action.

4° Cet appareil permet au malade, s'il a l'usage de ses mains, de régler à son gré la température du bain de vapeur, ce que peuvent faire avec facilité, le malade en étant empêché, les personnes qui l'entourent : car il s'agit seulement de faire fonctionner un robinet graduateur.

5° Le lit du malade n'est jamais mouillé, grâce aux dispositions de l'appareil. Jamais il n'y a projection de l'eau chaude que laisse déposer la vapeur : cette eau gagne en effet un point déterminé et s'échappe dans un vase destiné à la recevoir.

6° Nul refroidissement ne peut frapper le malade pendant l'opération, car l'air extérieur ne peut pénétrer dans l'appareil toujours clos.

7° Le malade ne peut jamais être brûlé, comme cela est arrivé dans certains appareils, il respire l'air extérieur et non chargé de vapeur pendant toute la durée de l'opération; il peut, pendant le même temps, se désaltérer sans courir la moindre chance de refroidissement.

8° Enfin il est possible, avec cet appareil, de recueillir la sueur qui baigne le corps du malade, pour permettre l'examen de ce produit de sécrétion.

Ce sont là des avantages inappréciables, qu'il suffit de signaler pour en faire ressortir toute la portée, surtout lorsque j'aurai dit que des réductions du grand appareil permettent d'administrer toute espèce de douches locales sur les yeux, le nez, les oreilles, sur n'importe quel point du corps qui demande à être traité directement. Les inflammations chroniques de la muqueuse nasale, oculaire, de l'isthme du gosier, les névralgies faciales, certaines maladies de la peau, en particulier l'acné sous toutes ses formes et même l'eczéma, que nous rencontrons fréquemment dans la clientèle de Vichy, deviennent ainsi tributaires de cette médication.

Je n'ai eu qu'à me féliciter, à diverses reprises, de l'usage des petites douches amylacées, dans ces derniers cas. J'ai vu en particulier des eczémas rebelles, à sécrétion abondante, des couperoses à comédons très saillants, avec apparence varioloïque, être amendés très rapidement. Ce traitement externe ajoute de la sorte ses heureux effets à ceux de l'usage de l'eau minérale en boisson et en bains.

C'est, d'ailleurs, le procédé adopté à l'hôpital Saint-Louis, par M. Ernest Besnier, le plus éminent des spécialistes français pour les maladies de la peau.

La suppression de la transpiration cutanée est un des symptômes caractéristiques de l'attaque de goutte. C'est au point qu'un grand nombre de goutteux sont avertis de l'imminence de ces attaques par un sentiment tout particulier de sécheresse et d'aridité vers la peau, laquelle semble ne plus fonctionner.

Quand on réfléchit à la quantité de matières salines ou autres qui s'échappent par la transpiration, on comprend que la rétention de ces mêmes matières, au sein de nos tissus, doive modifier profondément la composition des humeurs et, par suite, n'être pas étrangère au plus ou moins de gravité des manifestations goutteuses.

On conçoit dès lors combien il est utile d'entretenir le bon fonctionnement de la peau. C'est surtout lorsqu'il existe de la gravelle urique qu'on aurait tout avantage à obtenir de l'excrétion tégumentaire, dont les organes sont si *patients*, tous les résultats thérapeutiques qu'ils peuvent donner.

Pourquoi ne pas agir sur les millions de glandes qui existent à la surface du corps humain, alors surtout que le rein, l'organe délicat par excellence, est déjà malade?

Pourquoi lui donner un surcroît de travail, alors que les glandes sudoriques se prêtent si bien à l'élimination de la plupart des produits[1], qui existent normalement ou pathologiquement dans l'organisme?

L'étuve sèche me paraît tout particulièrement propre à atteindre ce but. Avec elle, la peau ne s'humecte que par la sueur, qui est presque aussitôt vaporisée, tandis que, dans l'étuve humide, la vapeur d'eau se condense à la surface de la peau, l'air est promptement saturé et la sueur ne s'évapore point; il se produit même des phénomènes assez pénibles : oppression, anxiété, palpitations, etc.

Qu'il s'agisse des bains ou des douches de vapeur, de l'étuve sèche ou humide, nous veillons avec le plus grand soin à ce que le calorique soit dosé suivant les indications fournies par l'âge, le tempérament, l'état des forces, la nature, l'état aigu ou chronique de la maladie, etc.

En surveillant le système circulatoire et le système nerveux, en graduant les effets de la température, on obtient facilement la tolérance, sans aucun de ces mécomptes qui découragent parfois les malades.

Et qu'on n'aille pas croire que le mieux obtenu soit acquis péniblement ou coïncide avec un affaiblissement notable. Les premiers essais laissent sans doute après eux un peu de lassitude ; mais cette dépression ne persiste pas, parce que, en dehors de l'assuétude qui s'établit, il y a un contrepoids sérieux, c'est la modification générale qui s'établit dans tout le fonctionnement de l'organisme.

L'appétit est meilleur, l'assimilation plus complète, la digestion plus parfaite à tous les points de vue. La douche froide vient en outre ajouter à ces heureux effets son influence tonique et régénératrice, dans le sens le plus large du mot.

Il en résulte un consensus d'actions multiples, dont le résultat final est une rénovation complète de l'économie.

Ici, la théorie doit céder le pas à la clinique et s'effacer devant le fait brutal, qui s'impose à l'égal d'un chiffre, à l'égal d'une vérité primordiale.

Il suffit d'avoir assisté à la transformation qui s'opère, en quelques jours, dans l'état d'un goutteux obèse par exemple, pour s'incliner avec la foi du Savoyard.

On voit nombre de ces malheureux, à la démarche impotente, au pas traînant, incapables de monter deux étages ou de faire quelques centaines de mètres, sans être essoufflés, revenir promptement à la vie commune, retrouver leurs jambes et leur énergie. Le poumon, le cœur, le cerveau lui-même, se dégagent en quelque sorte.

Le tissu adipeux qui constitue une surcharge nuisible est remplacé par du muscle.

La circulation veineuse abdominale, celle surtout de la veine porte, qui devient souvent si défectueuse avec l'âge, se régularise d'une façon appréciable.

Sans doute les transformations anatomiques opérées, par une longue habitude, par suite des irrégularités et des vicissitudes du travail digestif, ne sont pas modifiées au fond ; rien ne saurait les atteindre ; mais, en revanche, on voit disparaître divers empâtements obscurs des replis péritonéaux, des nodosités extra-viscérales qui se sont développées insensiblement et ont pu faire croire à des tumeurs de mauvaise nature. A plusieurs reprises, j'ai vu des confrères croire en pareille occurrence au début d'un cancer et reconnaître avec plaisir leur erreur, en voyant ces saillies mal délimitées et les troubles fonctionnels à caractères vagues, qui les accompagnent, disparaître complètement sous l'influence de la cure complète de Vichy.

Ce n'est pas là un mince résultat, lorsqu'on songe que ces malades se plaignent continuellement du ventre.

Il y a toujours quelque chose qui laisse à désirer de ce côté ; ce ne sont pas seulement des douleurs sourdes qu'ils accusent, les phénomènes douloureux peuvent devenir paroxystiques et faire croire à des coliques hépatiques ou néphrétiques.

Pour mon compte, plus mon expérience s'accroît, plus je persiste à croire que le système veineux abdominal est le point de départ d'une foule de malaises et de désordres, auxquels nous sommes toujours embarrassés de donner une étiquette.

La pathologie hépatique et intestinale est encore fort obscure. Raison de plus pour avoir recours, même empiriquement, à des médications qui paraissent rétablir l'équilibre rompu et s'accompagnent d'une amélioration aussi réelle que persistante.

RÉGIME ET HYGIÈNE[1].

Les modificateurs hygiéniques trouvent leur application dans la plupart des imminences morbides et des maladies chroniques traitées à Vichy.

L'hygiène, c'est la médecine de l'avenir; elle renferme le secret de tant de cures obtenues si simplement jadis par nos devanciers.

Nous devons faire un emploi d'autant plus persévérant de la thérapeutique hygiénique que la fraude et le mercantilisme sont plus à redouter. La sophistication a pénétré partout : nous buvons des liquides frelatés, nous mangeons des mets frelatés. Si la chimie a rendu d'immenses services à la société, elle en rend aujourd'hui de fort mauvais à la santé publique, en permettant

1. Pour plus de détails, lisez : *De l'hygiène et du régime des malades à Vichy*, par le Dr Grellety, in-18 de 130 p., 2e édition, 1884.

à des commerçants éhontés de substituer des produits nuisibles aux principes sains et nutritifs qui doivent faire la base de l'alimentation quotidienne.

Aussi faut-il non seulement se garer contre les écarts de régime, mais encore veiller avec un soin jaloux sur la bonne qualité et la provenance des denrées alimentaires.

Cette première précaution étant observée, il faudra que la réparation alimentaire soit proportionnelle à la dépense, que l'exercice soit en rapport avec les forces et que le sommeil vienne régulièrement rétablir l'harmonie[1].

1. La ration d'entretien qui est nécessaire pour couvrir les déficits résultant de la désassimilation se compose de 125 à 135 grammes de matières albumineuses ou plutôt azotées, c'est-à-dire de chair musculaire provenant de 250 à 300 grammes de viande privée de graisse et des parties tendineuses ; une fraction de cette substance peut être complétée ou remplacée par l'albumine de l'œuf, par le poisson qui est l'analogue de la matière carnée ; dans le pain, on trouve le gluten (10 0/0); dans le lait, la

La régularité dans l'heure des repas est d'une grande importance. Dans nombre de cas, le meilleur régime est celui que le malade, d'après sa propre expérience, sup-

caséine (4 0/0); dans les légumineuses, la caséine végétale ou léguminose (10 0/0); ce sont là des principes azotés susceptibles de parfaire la quantité nécessaire, indispensable d'azote.

Outre les principes azotés, il faut 84 à 100 grammes de matières grasses, qui sont les principaux combustibles de l'économie. Il faut en outre 250 à 300 grammes d'hydrocarbures, c'est-à-dire de fécule ou de sucre, sans compter l'eau qui favorise les mutations organiques, puis les éléments minéraux qui entrent dans la composition de tous les liquides, de tous les tissus, et enfin l'oxygène qui est le principe comburant, destiné à revivifier sans cesse les tissus corporels.

Pour M. Germain Sée, tous les aliments peuvent devenir, à un moment donné, *adipogènes;* car, dès que la quantité de nourriture dépasse la moyenne nécessaire, l'obésité peut s'en suivre. Il n'y a même pas d'exception pour les viandes et les albuminates, car, lorsqu'ils sont en excès, ils se dédoublent et forment de la graisse.

D'après cela, au lieu de composer le régime presque exclusivement de viandes, il faut au contraire rationner la dose des principes azotés dont le minimum est de 90 et le maximum de 135 grammes par jour; au dessous de ce chiffre, l'inanition commencerait; un taux plus élevé entraînerait la surcharge graisseuse, qui offre tant d'inconvénients.

porte le mieux : en règle générale, on devra de préférence, faire choix de l'aliment le plus léger, le plus nutritif, le plus facile à digérer.

Les végétaux herbacés ne sont contre-indiqués que chez les goutteux gastralgiques, lorsqu'il existe des flatuosités gastro-intestinales ou un état névropathique de l'estomac.

Ici se pose l'éternelle question de la salade, qui est jugée depuis longtemps par le corps médical, si elle ne l'est pas encore par les maîtres d'hôtel.

Peut-on manger de la salade, pendant qu'on est soumis à l'action des eaux de Vichy?

M. Mialhe, membre de l'Académie de médecine, a répondu de la façon suivante : « Oui, sans aucun doute, on peut manger de la salade, et même avec un avantage incontestable, à la seule condition qu'on la digère convenablement. En effet, pendant leur destruction dans l'organisme, les citrates, tartrates, malates, ou fumarates de potasse, qui font partie intégrante, soit des légumes, soit de la salade, sont oxydés ou brûlés dans le torrent de la circulation sanguine et transformés en bicarbonate de potasse, c'est-à-dire en un composé congénère du bicarbonate de soude et pouvant alcaliniser l'économie au même titre que ce dernier. Et cela au point même qu'un malade qui se nourrirait exclusivement de salade et de pain, verrait ses sécrétions devenir alcalines bien plus promptement qu'un malade soumis à un régime mixte.

En un mot, le mangeur de salade, vivant à la manière des herbivores, aurait toujours, comme eux, les sécrétions alcalines, car il ne faudrait pas croire que le vinaigre ou acide acétique, qui entre dans la salade, apporterait quelque changement au résultat final, l'acide acétique, en présence des bases alcalines, étant l'un des acides les plus aisément combustibles dans l'organisme.

Le seul légume qu'il est essentiel de proscrire du régime, c'est l'oseille, parce qu'elle renferme de l'oxalate acide de potasse et que l'acide oxalique est indestructible dans l'économie animale. »

Les repas devront être suffisamment arrosés : le vin rouge de bonne qualité peut même être autorisé chez les goutteux et dans la dyspepsie acide [1].

1. Il y a cependant quelques exceptions à faire. M. Huchard préconise même le régime sec dans certaines maladies de l'estomac et en particulier dans la dyspepsie des liquides. Le régime lacté, qui est héroïque contre la gastrite ulcéreuse, peut aussi être la source d'abus dans certaines formes de dyspepsie. Le lait peut être mal digéré, et, surtout si des quantités considérables en sont ingérées en un court espace de temps, contribuer à faire naître ou à entretenir la dilatation de l'estomac. Dans ces formes de dyspepsie où ne convient pas le régime lacté, les phénomènes morbides sont souvent modifiés ou atténués par l'emploi du régime sec. C'est à cette variété de troubles digestifs, si bien décrite déjà par Chomel sous le nom de dyspepsie des liquides, que convient le régime sec ; chez certains individus, très souvent arthritiques, l'ingestion des liquides, même en petite quantité, re-

Les personnes qui ne boivent pas de vin ou qui ont l'habitude de le couper avec de l'eau ordinaire, devront veiller à ce qu'on ne leur serve que de l'eau provenant de l'Allier. Il existe une prise d'eau au dessus de Vichy et des conduites de tous les côtés. C'est une eau potable, mal filtrée peut-être,

double les accidents nerveux réflexes, tels que la toux, les étouffements, les accès pseudo-angineux, les crises syncopales.

Pour de tels malades, chez lesquels on trouve le bruit de clapotement caractéristique de la dilatation gastrique, il faut instituer le régime sec. Ce traitement consiste dans la suppression presque complète des liquides de l'alimentation ; on ne doit permettre qu'un seul verre de boisson à chaque repas ; aucun liquide pendant l'intervalle qui s'écoule d'un repas à l'autre et qui doit être de huit heures. Les potages doivent être épais, ainsi que les purées de légumes ; les fruits aqueux, et en particulier les raisins, doivent être proscrits. Tous les aliments solides peuvent être autorisés ; et, dans un grand nombre de cas, la poudre de viande donnera de bons résultats. Ce régime ou *xérophagie* aurait encore une certaine utilité dans les maladies où existe un excès de tension dans le système artériel, avec tendance aux hémorrhagies, dans la néphrite interstitielle, par exemple.

mais ne pesant pas sur l'estomac, tandis que celle de la plupart des puits particuliers est chargée de carbonate, de sulfate de chaux, etc., et, partant, très difficile à digérer.

*
* *

Les considérations qui suivent feront comprendre l'utilité de l'introduction dans l'estomac d'une certaine quantité de liquide, pendant la digestion des albuminoïdes.

La puissance digestive du suc gastrique est dans un rapport rapidement décroissant, bien que toujours direct, avec la quantité de pepsine qu'elle contient. Mais plus cette pepsine est étendue d'eau, plus elle est apte à remplir le rôle qui lui est dévolu. C'est un fait d'observation quotidienne, que, quand une digestion artificielle s'arrête, on lui redonne une activité nouvelle, en ajoutant un peu d'eau. Plus une solution est concentrée, moins elle digère d'albumine (Schwann, L. Corvisart). Ainsi, suivant M. Schiff, une certaine quantité de pepsine, dissoute dans

200 grammes d'eau, a digéré, pendant un temps, 196 grammes d'albumine solide; dans le même temps, la même quantité, avec 400 grammes d'eau, a digéré 391 grammes ; avec 800, 680 grammes ; avec 1,200, 880 grammes; avec 1,600, 870 grammes. On voit, par cet exemple même, qu'il y a des limites à la quantité d'eau qu'il est possible d'ajouter avec avantage; mais ce qui ressort clairement, c'est l'absolue nécessité de diluer les aliments et d'activer ainsi, dans un milieu acide, l'action peptique de l'agent principal de la digestion.

Pour les malades qui suivent un traitement, les vins blancs sont bien plutôt des médicaments que des aliments, et l'usage ne saurait en être autorisé que pour exciter l'excrétion urinaire, ou combattre un état inquiétant de torpeur cérébrale.

Le premier devoir du vin, à Vichy plus qu'ailleurs, est d'être rouge.

« Les morceaux les plus coquetés, a dit Mme de Sévigné, sont les mieux digérés. » En effet, ce que l'on mange au sein de la joie, avec le calme de l'esprit et du cœur, profite bien mieux à l'économie : il faudra donc éviter les discussions irritantes et laisser voguer en paix le vaisseau de la chose publique.

« Quand vous arriverez aux eaux minérales, dit Alibert, faites comme si vous entriez dans le temple d'Esculape : laissez à la porte toutes les passions qui ont agité votre âme, toutes les affaires qui ont si longtemps tourmenté votre esprit. »

Un homme de beaucoup d'esprit, Adrien Marx, a écrit une notice pleine d'humour, intitulée : Conseils aux estomacs en voyage. Je m'empresse de le citer.

Ses recommandations sur le mode gai feront un instant diversion et compléteront celles qui précèdent. Voici quels sont les conseils que l'auteur oppose aux maléfices de cuisines balnéaires :

« Et d'abord, fuyez la table d'hôte — où vous êtes exposé aux voisinages désagréables.

Faites-vous servir à part et commandez des plats simples, ennemis de la fraude, des plats qui ne figurent pas sur le menu, et comportent une élaboration sommaire.

Vous éviterez ainsi les mixtures perfides et les entremets assassins que perpètrent dans les sous-sol des Locustes inexorables.

Consommez beaucoup d'œufs, des côtelettes et des entrecôtes grillées, sans oublier la bienfaisante et inoffensive pomme de terre. Rassasiez-vous principalement de fromages à la crème. Loin de notre capitale, le laitage est parfait ; il n'a pas (qu'on me pardonne ce détail familier) les vertus folichonnes qui, dans l'échelle laxative, ont placé le lait de Paris entre l'*Huniadi-Janos* et l'huile de Ricin.

Il faut éviter avec le plus grand soin,

ajoute-t-il plus loin, les poissons mauvais et les volailles centenaires.

Consommez surtout les denrées indigènes, redoutez les conserves ou les produits expédiés de loin. Si vous êtes dans l'intérieur du continent, préférez la truite extraite du torrent voisin à la sole flétrie, voiturée sur la glace à travers cent kilomètres. N'hésitez pas entre les fraises des bois environnants et les prunes insidieuses envoyées par le Midi.

Méfiez-vous de la façon dont vos viandes sont cuites.

Le gril et la broche sont des mythes dans l'arsenal des cuisines d'hôtels. La poêle et le four — d'une surveillance plus commode — les remplacent.

Or, est-il besoin de l'affirmer? Le rumsteak doit finir comme Montezuma, et tout poulet qui se respecte préfère le supplice du pal, marié aux affres du bûcher, à tout autre mode de consomption.

Un point capital :

Assaisonnez vos salades de vos propres mains. Les maîtres d'hôtel n'y entendent rien. Peu pénétrés de la gravité de leur mandat, *ils* y apportent une insouciance lamentable.

Je n'ai pas parlé, à dessein, du matériel des auberges. Sur ce chapitre, il faut être philosophe et ne se montrer intraitable que sur la propreté. Peu importe, après tout, que la nappe soit de fine toile et les coupes de cristal gravé ! Le pommard ne perd aucune de ses caresses dans un gobelet de corne, et je sais des fourchettes d'étain qui ont piqué les plus grosses truffes du globe. »

Un exercice modéré, après chaque repas, ne peut que faciliter le travail de la digestion.

Le défaut d'un exercice régulier, d'après Chomel, est l'une des causes les plus fréquentes de la dyspepsie ; son influence sur le dérangement des organes digestifs est d'autant plus grande que le sujet a des muscles plus forts et plus aptes à supporter le mouvement.

Certaines personnes prennent du café, de l'alcool, de la bière, et fument après leur repas.

Un mot sur chacun de ces points :

La plupart des affections du foie contre-indiquent l'usage du café ; les personnes d'une grande irritabilité nerveuse, les jeunes filles qui éprouvent si facilement des troubles cardiaques, devront s'en abstenir.

Mais ces réserves étant faites, qu'il me soit permis de proclamer bien haut la valeur nutritive et hygiénique du café.

Sans être un moraliste chagrin, disposé à exagérer les faits acquis, pour en constituer un épouvantail, je tiens à présenter quelques observations sur les inconvénients du tabac et des boissons alcooliques :

La bonne bière est une excellente boisson; mais la fraude a introduit dans sa fabrication une foule de substances, dont l'influence à longue échéance sur l'économie est certainement funeste. Mieux vaut donc s'en abstenir.

Cette proscription sera absolue dans les différentes formes de dyspepsies, dans le diabète et l'obésité.

On a depuis longtemps signalé les qualités toxiques de l'air des cafés. Les effets de cette atmosphère confinée, chaude et pleine de vapeurs de tabac, tiennent à la fois du vertige, de la congestion cérébrale et de l'asphyxie. Si les gens en santé n'ont rien à gagner dans un air pareil, à plus forte raison les malades, les personnes à prédisposition cérébrale, ont tout à y perdre.

L'habitude de fumer, avec excès surtout, constitue un mode d'oisiveté cérébrale qui aboutit à la longue à l'inaptitude de l'esprit et à l'irrémédiable engourdissement des facultés.

Mais ce n'est pas tout : le tabac engendre la plupart des troubles gastriques, et les aggrave ou les entrètient lorsqu'ils ont évolué.

Le processus est ici des plus simples : Le tabac a pour premier inconvénient de provoquer localement une hypersécrétion de liquides salivaires et gastriques, qui sont non seulement perdus, sans nul profit pour la digestion, mais dont l'absence est préjudiciable aux actes ultérieurs du travail stomacal; de plus, il occasionne des contractions exagérées dans la tunique musculaire de l'estomac, et les aliments, par suite, ne sont pas suffisamment élaborés. (G. Sée.)

Dans l'un comme dans l'autre cas, le bol alimentaire, incomplètement transformé, agit à l'instar d'un corps irritant, et sa présence, au lieu de produire un stimulus favorable, entraîne des désordres plus ou moins nombreux dans les voies digestives.

On cherchera donc, dans les affections du tube digestif et des voies respiratoires, à se guérir de cette funeste habitude qui n'offre aucun avantage et donne lieu à des inconvénients [1].

Je ne veux pas clore ces considérations tabachiques sans protester contre les tirades

1. En présence de cette grande passion de fumer qui s'est imposée à la société contemporaine, l'hygiéniste est obligé de faire de sages concessions. Il peut, en réservant sa défense absolue pour certaines idiosyncrasies absolument réfractaires et pour certaines maladies, permettre l'usage, afin de s'élever avec force contre l'abus. Les conditions *sine quâ non* qu'il doit imposer sont les suivantes, d'après le Dr Pécholier :

De ne jamais fumer à jeun ni avant les repas ; de ne jamais fumer non plus dans sa chambre à coucher ; de ne pas consommer plus de deux ou trois cigares par jour ou leur équivalent en pipes ou en cigarettes — un cigare après chaque repas ; — de choisir des pipes à longs tuyaux et à récipient, d'interposer entre le cigare et la cigarette d'une part, et les lèvres et la bouche de l'autre, des tubes en ambre ou en bois. La nicotine, qui ne se vaporise qu'à 250 degrés, se redépose vite dès qu'elle a franchi le fourneau incandescent, aussi la cigarette ou le cigare seront jetés dès qu'ils auront été aux trois quarts fumés. Ils ne seront jamais rallumés, si ce n'est absolument au moment où ils viennent de s'éteindre. Inutile de doubler la quantité du poison qui y est contenu.

des romanciers et des poètes. Je veux bien convenir, avec Méry, que Moka et la Havane sont deux merveilleux pays qui s'associent parfois pour donner une fête au cerveau ; il est possible que, pour certaines personnes, le moment où l'on raconte les plus charmantes choses, où la parole amuse le mieux l'oreille et l'esprit, soit ce moment solennel pour un estomac satisfait, où le parfum du café se mêle à celui du tabac ; mais cette excitation, même factice et passagère, ne saurait s'obtenir sans perturbation de l'équilibre organique, et si elle est trop souvent répétée, elle entraîne fatalement des désordres.

Du reste, et toutes les phrases du monde n'y feraient rien, la pensée comme la santé s'enfuient fatalement devant l'invasion des joies sensuelles ; elles sont femmes l'une et l'autre : l'odeur du tabac leur répugne ; leur palais est délicat et l'absinthe leur fait mal !...

*
* *

Un mot maintenant sur l'alcool :

A la quatrième session du congrès international des sciences médicales, qui a eu lieu en 1875, à Bruxelles, les médecins de toutes les nations ont été d'accord pour admettre que l'abus de l'alcool abat, déprime et refroidit, mais qu'à dose modérée, il arrête la dégénérescence des organes, excite, ranime et rend de très grands services, même dans les maladies aiguës fébriles.

Le même congrès, dans sa séance du 24 septembre 1875, a cependant tenu à restreindre le plus possible le nombre des indications de l'alcool, soit dans les maladies aiguës, soit dans les maladies chroniques... Il n'a pas hésité, dans nombre de cas, à recommander d'autres agents appartenant à la matière médicale et à proscrire l'alcool, craignant que son introduction trop fréquente en médecine ne constitue aux yeux du vulgaire un encouragement.

Ces recommandations ont d'autant plus leur raison d'être, que la consommation des alcools de mauvais goût, se substitue de plus en plus à celle des alcools de provenance vinique, dont la préparation, à peu près limitée au midi de la France, peut à peine suffire aux besoins des classes riches et privilégiées. La grande généralité des liqueurs est fabriquée avec des spiritueux de mauvaise qualité, et on a le droit de considérer tout spécialement ces excitants comme des *esprits ennemis de l'esprit.*

Les liqueurs fermentées et distillées sont surtout contre-indiquées dans les cas de pléthore habituelle, de tempérament sanguin très prononcé, irritabilité extrême du système nerveux, prédisposition aux congestions cérébrales, idiosyncrasie hépatique assez développée pour imprimer à l'ensemble de la constitution un cachet d'imminence morbide et l'incliner aux affections aiguës et chroniques du foie, avec ou sans dyspepsie.

En dehors de ces cas, ajoute M. Lévy, par cela même qu'il est difficile d'échapper à toute occasion de stimulation alcoolique, la sagesse veut que nous y disposions nos organes, et qu'un agent qui n'est pas nécessairement nuisible ne leur devienne pas, même à des doses exiguës, une cause de perturbation et de malaise.

Dans les premiers moments de la digestion, il est dangereux de se livrer aux travaux de l'esprit, plus dangereux encore de fêter Vénus.

Prenez de l'amour ce qu'un homme sobre prend de vin, ne devenez jamais ivrogne!...

La sieste est une mauvaise chose : elle énerve plus qu'elle ne repose. Comme nous tenons à éloigner toutes les préoccupations, toutes les émotions violentes qui peuvent entraver la cure, nous recommandons aux malades de ne pas fréquenter les salons de jeu. C'est au moment où l'économie a le plus besoin d'un exercice modéré (après les repas), ou de repos (pendant la nuit), que le joueur, en proie à l'espérance, à la crainte, s'enferme et se livre à une occupation qui surexcite d'une façon exceptionnelle les organes de la sensibilité. La passion inique du jeu devient ainsi une des causes les plus malfaisantes de destruction physique et morale !

Il serait infiniment préférable à tous les points de vue de mieux employer les loisirs laissés par le traitement curatif, de les consacrer à la promenade, à des excursions, etc. La santé morale, de même que l'hygiène physique, ont tout à gagner à subir la salutaire influence de la flore indigène locale, dont la luxuriante végétation s'étale sur tous les points où les nécessités agricoles lui ont laissé une petite place au soleil.

Employé avec modération, sans provoquer de lassitude, c'est-à-dire dans des conditions réparatrices suffisantes, l'exercice, sous toutes ses formes, établira un juste équilibre entre toutes les fonctions.

La gravelle urique, la goutte, la glycosurie, l'obésité, ont été guéries ou considérablement atténuées par les effets de l'exercice et du régime combinés.

Nul doute aussi que les affections nerveuses si nombreuses, qui trouvent leur source dans une existence sédentaire ou mondaine, ne soient susceptibles de ressentir une amélioration sensible de tout ce qui peut augmenter l'activité des fonctions organiques.

Le jeu de billard, qui occupe le système musculaire presque en entier, est un excellent exercice.

Il est bien entendu que nous ne parlons pas des parties de billard qui se font dans les estaminets enfumés, où l'on respire un air vicié de toutes les façons.

Il y aurait un inconvénient sérieux à se livrer à des mouvements trop violents dans les maladies des organes du bassin : les longues excursions, la fréquentation assidue des bals, des soirées, entraînent fatalement des exacerbations inflammatoires, des phénomènes douloureux et fluxionnaires du système utéro-ovarien.

Il est bon que la vie calme et régulière des eaux soit traversée par quelques diversions, mais la prudence doit prévenir les excès, et les soirées dansantes ou autres ne devront jamais faire une brèche profonde dans la nuit. Quels tristes lendemains laisse le bal folâtre !...

L'influence bienfaisante du sommeil est nécessaire à toute l'économie : chaque réveil est une éclosion nouvelle à la vie.

Le sommeil rétablit l'équilibre des organes, réduit les prises du monde extérieur sur l'organisme ; en ralentissant les fonctions de plasticité, il diminue la consommation ; en amortissant l'action du cerveau, il met pour un certain temps la vie nutritive à l'abri de mille causes de perturbation, qui sont d'origine intellectuelle et morale...

Nous nous en tiendrons à ces quelques conseils ; ce serait beaucoup si chaque malade voulait en tenir un compte sérieux. L'hygiène, en effet, est le plus puissant correctif des dispositions morbides. Aussi, la génération médicale actuelle, instruite par le passé, insiste-t-elle d'une façon particulière pour que l'on cherche « dans le choix du milieu et des aliments offerts à l'organisme, dans la direction donnée à ses actes, un préventif contre les maladies aiguës ou accidentelles, un modificateur de ces innéités morbides, qui contiennent en germe presque toutes les maladies chroniques ou constitutionnelles ».

PROPRIÉTÉS

DES EAUX DE VICHY

Pour se rendre compte de l'action complète des eaux de Vichy, il faudrait d'abord connaître tous les éléments qui les constituent, et ensuite rechercher leur influence sur l'économie. En l'état actuel de la science, il serait complètement impossible de déterminer exactement le rôle de chacune de ces substances. Nous ne savons pas quelles sont les réactions ultimes, les transformations définitives de tous ces composants.

La chimie nous facilite certainement la compréhension de quelques phénomènes physiologiques ; elle peut nous servir de fil conducteur pour nous reconnaître dans le dédale des modifications matérielles et connexes de la matière vivante, mais elle ne saurait nous dévoiler complètement le secret de la vie : il se trouve bien plutôt dans les révélations quotidiennes de la clinique, dans l'interprétation des faits, accumulés en suffisante quantité pour commander la conviction.

C'est un procédé anti-médical que de vouloir, d'après une simple analyse chimique, conclure aux propriétés thérapeutiques d'une eau minérale. Ce système aurait pour résultat de rendre nulle et non avenue l'observation médicale proprement dite et d'annihiler l'expérience des siècles. Il serait du reste complètement infidèle, puisque nos eaux contiennent certainement des principes, organiques ou autres, dont l'analyse n'a pu révéler l'existence.

Certains phénomènes produits par les eaux échappent invinciblement à l'explication, et il en sera probablement toujours ainsi, malgré les progrès que l'avenir nous tient en réserve.

*
* *

On a recherché isolément les effets du bicarbonate de soude, du fer et de l'arsenic sur l'organisme. Ces principes prédominent dans les eaux de Vichy. Sans oublier, je le répète, qu'on ne peut pas considérer les eaux alcalines comme un simple mélange de matières minérales, il est cependant intéressant de voir si l'expérience se trouve d'accord avec la clinique. Le bicarbonate de soude a toujours été le point de mire, la base de toutes les discussions. Quelques médecins prétendent que son usage entraîne des symptômes d'appauvrissement, de dénutrition générale. D'autres déclarent, au contraire, après s'être servi du compte-globules Malassez, qu'après l'usage des eaux de Vichy, il existe presque toujours une augmentation des hématies, une tendance à l'élévation du poids.

De leur côté, tous les médecins de Vichy affirment aujourd'hui que la nutrition générale est avantageusement modifiée par une cure thermale, qui ne comporte pas de contre-indication.

Où se trouve donc la vérité? Faut-il mettre en doute les expériences qui ont été faites et considérer, comme intéressées et mensongères, les déclarations des hommes honorables qui déclarent que nos eaux sont reconstituantes (à leur manière), en facilitant l'assimilation des principes immédiats?

Je crois qu'il est facile de tout concilier.

Les premiers expérimentateurs n'ont eu à observer que les effets du bicarbonate de soude, et ils l'ont administré à assez forte dose; les seconds, tout en ayant donné le bicarbonate de soude à dose moindre, soit une moyenne de 5 grammes par litre d'eau et par jour, ont eu à tenir compte des autres composants qui entrent dans les eaux de Vichy. Le fer et l'arsenic, pour ne citer que ces deux principes, contrebalancent nécessairement l'action altérante du sel alcalin. Ajoutez à cela une amélioration nutritive très notable, une activité plus grande de la muqueuse stomacale, une assimilation plus rapide et plus complète, une stimulation profonde et palpable de toutes les fonctions, se traduisant par un bien-être universel, et la confiance fera rapidement place à la crainte.

Un fait capital ressort de ce qui précède : c'est la nécessité des petites doses d'eau de Vichy. Nous les avons déjà préconisées et la pratique thermale tend, de plus en plus, à confirmer ce mode thérapeutique.

Les anciens médecins ont pu considérer les eaux de Vichy comme laxatives, à une époque où les prouesses, les excès de boisson étaient en honneur, mais aujourd'hui qu'il est d'usage de s'en tenir aux petites doses, on remarque que les déjections alimentaires sont, au contraire, généralement plus plastiques. Le début du traitement peut même être marqué par une constipation opiniâtre. Il sera bon, dans ces cas, de faire intervenir, dans l'alimentation, des aliments laxatifs, tels que des pruneaux; on pourra encore prendre 30 à 40 centigrammes de rhubarbe en poudre dans la première cuillerée de potage, au repas du soir, ou avoir recours, le matin à jeun, à une eau purgative, Montmirail ou Hunhyadi, un verre chaque fois. On mêle quelquefois des potions laxatives à l'eau de Vichy, j'aime mieux, pour mon compte, administrer chaque chose séparément.

On ne saurait attribuer à l'action des eaux de Vichy les désordres intestinaux qui sont liés à certaines influences météorologiques, telles que les orages, ou bien aux constitutions diarrhéiques qui règnent souvent à l'époque des grandes chaleurs. Il est, au contraire, prouvé que nos eaux régularisent la circulation abdominale et que leur action s'étend à tous les organes situés au dessous du diaphragme.

*
* *

On a cherché à formuler la spécialité d'action de diverses sources, en disant que la *Grande-Grille* s'administre dans les affections digestives, les engorgements du foie et de la rate, les obstructions viscérales, les calculs biliaires ; que la source de l'*Hôpital* est indiquée dans des cas analogues ; mais que, moins excitante, elle convient mieux aux personnes délicates et nerveuses, etc. ; que le *Puits-Chomel* se prescrit dans le catarrhe pulmonaire, la dyspepsie nerveuse, l'impressionnabilité des bronches ; que les *Célestins* sont salutaires dans les maladies des reins et de la vessie, la gravelle, les calculs, le diabète ; que la source d'*Hauterive* répond à des indications analogues ; que les sources *Lardy* et *Mesdames*, en raison de leurs principes ferrugineux, conviennent dans l'appauvrissement du sang, la chlorose et ses complications, les convalescences difficiles, etc. Toutes ces distinctions ont peu d'importance et sont peu fondées ; en dehors de la température et des idiosyncrasies, on peut dire que les appropriations distinctes, auxquelles le public tient tant, sont plutôt apparentes que réelles.

Cela est si vrai que certains dyspeptiques ne supportent pas l'eau de l'*Hôpital,* et digèrent à merveille celle de la *Grande-Grille*, qui est pourtant plus excitante. Certaines gravelles subissent des recrudescences douloureuses et inflammatoires sous l'influence des *Célestins*, et l'on évite ces accidents par l'usage des autres sources, etc.

La grande question est donc d'arriver à la tolérance ; ce serait agir à la légère et s'exposer à de cruelles déceptions, que de vouloir assigner la même source à tous les malades, dans les mêmes affections. La thérapeutique, en général, la thérapeutique minérale en particulier, serait trop facile, si chaque maladie avait son casier et son traitement parfaitement défini d'avance. Il suffirait alors de plonger dans le sac aux recettes, et le premier venu n'aurait qu'à tendre la main pour acheter de la santé. Malheureusement, les choses ne se passent pas ainsi, et le savoir ne suffit pas toujours pour reconnaître les susceptibilités particulières et déjouer les complications, qui peuvent en être la suite.

A mesure que nous étudierons les maladies traitées à Vichy, nous chercherons à démêler le mode d'action des eaux, dans chacune de ces affections, mais nous pouvons dire, dès à présent, qu'elles s'approprient exceptionnellement à différents états morbides de l'appareil biliaire ; elles tendent à régulariser les sécrétions vicieuses ou insuffisantes de la glande hépatique, à rendre à la bile ses qualités normales et donnent aux organes excréteurs une tonicité nouvelle.

La lithiase biliaire est toujours heureusement et rapidement modifiée; une seule cure peut suffire pour prévenir les horribles crises qui en sont la manifestation principale. Les sécrétions reprennent leurs cours, et les sens, devenus plus actifs, plus vivants, annoncent le retour à la santé et la réalisation du rêve caressé! L'apparition de phénomènes douloureux et même de coliques hépatiques ne doit pas décourager les malades : elle est l'indice d'un travail éliminatoire nécessaire.

Les eaux de Vichy ont été employées avec plus ou moins de succès dans un certain nombre d'affections cutanées, de cause interne, ou consécutives aux maladies que l'on traite habituellement à Vichy. Elles pourraient devenir bien plus largement tributaires de la médication alcaline.

J'ai publié en 1878 un travail intitulé :

Contribution à la thérapeutique de quelques dermatoses de nature arthritique. Il contenait vingt observations personnelles et le résumé d'une vingtaine d'autres observations empruntées à divers autres auteurs.

Mon but avait été de prouver, après l'école de Bazin, que si les arthritides sont heureusement modifiées par l'usage des alcalins *intus* et *extra*, elles le sont également par les eaux de Vichy.

Depuis, j'ai rapporté en 1880, à la Société de Thérapeutique, de nouvelles preuves des bons effets des eaux bicarbonatées sodiques, en pareil cas. (In 8°. — Typ. Hennuyer. *Extrait des Bulletins de la Soc. de Thérapeutique.*)

J'avais pensé, avec quelque raison, que des questions aussi controversées que l'arthritis ne pouvaient se juger et s'imposer que par l'accumulation des faits.

La confusion qui existe encore sur ce point vient de ce que les adversaires de l'arthritis s'obstinent à ne voir que les formes articulaires de la goutte et du rhumatisme, au lieu de remonter au point de départ, au lieu de s'attacher aux états intermédiaires, aux formes frustes, aux symptômes précurseurs, qui appartiennent aussi bien à la goutte qu'au rhumatisme, etc.

Il est impossible, en effet, de ne pas donner un nom à cette série de caractères initiateurs, sous lesquels se cache aussi bien la goutte que le rhumatisme ; il est encore plus impossible de ne pas faire appel à une médication offrant des garanties et capable de conjurer les menaces que l'avenir tient en réserve.

Pour un œil observateur, le mal s'accuse dès l'enfance et il est facile d'en suivre les traces jusqu'au jour où le voile se déchire, jusqu'au jour où s'opère la scission.

S'il n'est pas toujours possible de triompher d'un danger, il est encore facile de l'ajourner et surtout d'en atténuer les conséquences. C'est déjà beaucoup et l'on serait répréhensible de ne pas en tenir compte.

RÉFUTATION DE LA PRÉTENDUE CACHEXIE CONSÉCUTIVE A LA CURE DE VICHY

C'est à l'imagination si brillante de Trousseau (on a même ajouté à l'intérêt qu'il portait à Pougues), qu'est due, en grande partie, l'*invention* de la cachexie alcaline. Ce dossier de préventions n'est resté que trop longtemps suspendu, comme une sorte d'épée de Damoclès, au dessus de la célèbre station.

Quelques médecins acceptent encore aujourd'hui cet antique préjugé et considèrent le traitement alcalin comme un véritable épouvantail. Les protestations n'ont cependant pas manqué, mais il est nécessaire de revenir à la charge, pour les aveugles qui ne veulent pas voir, pour les sourds qui ne veulent pas entendre.

C'est ce que je vais essayer de faire, avec la conviction de combattre une erreur, dont les effets préjudiciables ne se sont que trop longtemps prolongés.

M. Mialhe écrivait, il y a déjà bien des années, que si l'augmentation des éléments alcalins dans l'économie peut donner lieu à quelques accidents, leur diminution a une influence plus fâcheuse encore sur les principales fonctions de l'organisme : l'oxygénation, la circulation, la nutrition, etc. Il pense que l'excès d'alcalinité, qui n'est que l'exagération de l'état normal, est moins à redouter que l'excès d'acidité. Du reste, on a pu observer, dans plusieurs circonstances, qu'une grande partie du bicarbonate de soude, ingéré en excès, échappait forcément à l'absorption et allait se perdre dans les déjections alvines. Est-ce à dire qu'on peut impunément boire des doses immodérées d'eau de Vichy ? — Non, certainement, et du temps de Petit, époque des excès, on a dû certainement observer de nombreux accidents.

Un rein déjà malade ne saurait être impunément chargé d'éliminer quotidiennement plusieurs litres de liquide. Ce n'est pas tout : il faut encore faire la part des contre-indications, de l'état hydrémique, par exemple, de certaines affections du cœur, dont l'influence nocive sur l'économie échappe au contrôle médical et poursuit ses ravages en dehors de toute direction. Beaucoup de malades veulent se soigner eux-mêmes, sans consulter personne. Ils sont parfois victimes de leur incurie, mais il y aurait une réelle injustice à attribuer au traitement alcalin ces résultats désastreux.

Sans doute, pour l'eau de Vichy, comme pour tout médicament, il ne faut y avoir recours qu'à dose thérapeutique ; mais il faut avant tout, pour pouvoir frapper juste, n'agir que sur des organismes vraiment susceptibles de bénéficier de cette énergique médication.

La clinique, qui repose sur des faits bien observés, nous dit bien haut qu'il n'y a pas, qu'il ne saurait y avoir d'accidents cachectiques consécutifs à une cure *rationnelle, bien indiquée et bien dirigée.* Il conviendrait donc de rompre définitivement en visière avec ce sentiment de méfiance, pour ne pas dire de terreur, que Trousseau a malencontreusement contribué à développer, au sujet de la médication alcaline.

Il serait d'autant plus juste de le faire, que des observateurs très consciencieux, MM. Pupier et de Lalaubie, ont montré récemment, au moyen des appareils de Malassez ou des procédés de Hayem, que l'eau de Vichy, administrée à doses thérapeutiques, et dans des conditions qui ne perturbent pas les fonctions organiques, élève, d'une façon très appréciable, le niveau globulaire. M. de Lalaubie n'a opéré, à dessein, que sur des malades anémiques, au commencement de leur cure, que l'anémie fût simple ou liée à des affections justiciables de Vichy. Après s'être entouré de toutes les garanties de sécurité, il a toujours constaté une augmentation globulaire. Celle-ci a varié de 219,625, comme minimum, à 1,568,750 comme maximum.

De pareils résultats sont décisifs : en effet, si l'usage de l'eau de Vichy ne détermine pas un état hypoglobulique, chez des malades dont le sang était déjà altéré, peut-elle faire courir un danger d'anémie, de cachexie, à ceux dont le sang est dans des conditions à peu près normales, à ce point de vue ?

Poser la question, c'est la résoudre.

Des expériences entreprises par MM. Martin Damourette et Hyades, en mai 1880, prouvent également qu'il se produit, sous l'influence des alcalins, une augmentation du chiffre des globules rouges du sang, que ceux-ci sont des agents trophiques qui activent la nutrition, en la perfectionnant dans toute la série des actes qui la constituent, en élevant, notamment, le chiffre des globules sanguins et en favorisant la désassimilation, comme l'attestent l'augmentation de l'urée et la diminution de l'acide urique des urines.

Le second fait qui se dégage avec la plus

grande netteté des expériences de ces observateurs, c'est l'énorme diminution de l'acide urique, sous l'influence de l'eau de Vichy, même à la faible dose d'une demi-bouteille par jour. Comme, d'autre part, l'eau alcaline augmente les urines et assure l'élimination des urates, on comprend que les alcalins soient un admirable préventif des attaques de goutte et de gravelle, lorsqu'on sait y recourir en temps opportun.

MM. Martin Damourette et Hyades ont soin de faire remarquer l'importance qui s'attache au choix de l'alcalin, et à son dosage, au point de vue des effets nutritifs à obtenir. Leurs expériences démontrent que l'eau minéralisée doit être préférée au bicarbonate de soude, pour un traitement d'une certaine durée. Elles établissent en outre que, sans dépasser la dose d'une demi-bouteille d'eau de Vichy par jour, ils ont obtenu toutes les modifications utiles contre les maladies de la nutrition.

« C'est une erreur, ajoutent-ils en terminant, de croire que les eaux de Vichy sont débilitantes et contre-indiquées chez les anémiques, dont, au contraire, elles favorisent merveilleusement la reconstitution, quand elles sont employées dans une juste mesure.

« On ne saurait méconnaître, lit-on dans le *Traité des dyspepsies gastro-intestinales* du professeur Germain Sée (p. 285), l'activité que le sel sodique imprime aux oxydations, au moins un certain temps ; lorsqu'il attaque l'organisme en le brûlant, comme on le craignait, loin qu'il amoindrisse les forces en produisant une alcalescence de toutes les humeurs et une cachexie alcaline, comme le supposaient Trousseau et d'autres médecins avant lui, le sel de soude est un des plus puissants moyens de reconstituer le sang. Il était nécessaire de disculper les alcalins et même d'établir la puissance de leur action sur l'économie, avant de préciser les effets sur les organes digestifs, car si on veut obtenir un résultat favorable de l'emploi des sels sodiques, il est important de prolonger ou de répéter les cures de Vichy. »

Quand il s'agit d'une médication aussi complexe que celle de Vichy, les théories doivent être reléguées au second plan et s'effacer devant les faits.

Si *une* observation bien prise s'impose à l'égal d'un chiffre, à plus forte raison doit-il en être ainsi lorsqu'il s'agit de l'observation *accumulée*, de l'expérience patiente de toute une génération de médecins.

Or, depuis un quart de siècle, les deux ou trois cents médecins qui ont passé à Vichy ont été unanimes à reconnaître l'action favorable de nos eaux sur la nutrition générale. Mais ce ne sont pas seulement les médecins qui exercent près de nos thermes, dont le témoignage doit être invoqué ; il faut encore s'en rapporter à celui des innombrables confrères, qui viennent annuellement visiter notre station, soit pour la connaître, soit pour suivre une cure personnelle. Tous sont unanimes à nier les effets débilitants du traitement alcalin, parce qu'ils ont pu en suivre l'action de près, parce qu'ils ont assisté à de véritables résurrections, parce qu'ils ont vu des jeunes filles chlorotiques, des diabétiques à bout de forces, recouvrer rapidement leur énergie, refaire leurs tissus et renaître à la vie, dans le sens le plus large du mot.

J'ai nommé les diabétiques : depuis 1873, j'en ai soigné pas mal pour mon compte, et j'ai toujours été témoin d'une transformation identique. La glycosurie diminue, tous les symptômes alarmants se dissipent, la soif disparaît, le sommeil redevient calme et réparateur, la virilité renaît, les digestions sont meilleures, la polyurie cesse et la transpiration cutanée reprend ses allures normales.

Un grand nombre de diabétiques ne se conservent qu'en répétant, chaque été, la cure alcaline. Il y en a qui viennent régulièrement à Vichy depuis quinze à vingt ans, d'autres y sont complètement installés, pour être plus à portée des sources et pouvoir boire de l'eau chaque jour, et aucun d'eux ne porte l'empreinte de cette dégénérescence spéciale, dont on ne cesse de nous menacer.

Si la cachexie alcaline existait quelque part, on devrait la rencontrer de préférence chez ces diabétiques de plus en plus nombreux qui, fixés sur les bords de l'Allier, boivent continuellement de l'eau minérale, même à assez forte dose.

Il n'en est rien cependant, et le facies coloré et l'énergie de la plupart d'entre eux, constituent une protestation vivante, dont l'évocation mérite d'être prise en sérieuse considération.

De pareilles preuves sont très frappantes, car il s'agit là d'une maladie qui atteint profondément l'organisme, et le frappe dans ses œuvres vives, dans son fonctionnement essentiel.

Or, en pesant les diabétiques avant et après leur cure, j'ai toujours constaté une augmentation de poids. C'est surtout vrai pour les diabétiques gras et obèses, qui se trouvent tout particulièrement bien de l'usage de nos sources. Il se produit ici quelque chose d'analogue à ce que l'on observe dans les pratiques de l'entraînement, à la suite d'un exercice rationnel longtemps continué. Les sujets accroissent en poids, en même temps qu'ils diminuent en volume. Cet accroissement est tout au profit du système musculaire. La capacité pulmonaire est agrandie, de façon à augmenter la quantité d'air d'une inspiration moyenne. Consécutivement, la circulation, la calorification et la sensibilité ont une activité et une ampleur plus grandes. C'est ce que M. Marey a récemment constaté dans une communication faite, le 19 juillet 1880, à l'Académie des sciences.

De pareils résultats ne surprennent pas, lorsqu'on songe combien la cure est complexe et combien sont grandes les ressources dont nous disposons. L'eau minérale prise à l'intérieur, à la dose de 4 ou 5 verres par jour, est sans doute mise d'abord à contribution ; mais, en dehors de son emploi, nous usons des bains, de l'hydrothérapie, des inhalations d'oxygène, de la gymnastique et de l'exercice sous toutes ses formes, surtout sous celle de la marche. Je ne dis rien du régime, qui cependant est plus rigoureusement suivi là qu'ailleurs. Tout concourt à relever les organismes déchus, à leur rendre l'équilibre perdu.

Dans plusieurs de mes travaux antérieurs, un grand nombre d'observations mettent cet état de choses en relief. On a l'habitude, en pareille occurrence, d'exhiber le dessus du panier et de laisser prudemment dans l'ombre les cas douteux. Je n'ai pas été exposé à cette tentation, attendu que, jusqu'à ce jour, avec les diabétiques, je n'ai pas eu de désenchantement à enregistrer.

En somme, chaque nouveau traitement entraîne une sorte de rénovation très nette, dont l'évidence s'impose aux esprits les plus prévenus.

MALADIES

TRAITÉES A VICHY

J'ai tenu à restreindre autant que possible, pour les raisons données au commencement de ce livre, le cadre morbide des affections chroniques traitées à Vichy. On ne saurait trop le répéter, la médication alcaline ne convient qu'à un petit nombre de malades ; ce serait la déprécier que de vouloir en étendre l'emploi outre mesure et en dehors de données bien prudentes et bien justifiées.

Nous allons décrire chacun des cas qui relèvent du traitement alcalin, dans l'ordre suivant :

Les affections du tube digestif et de ses annexes : le foie et la rate ; les coliques hépatiques, le diabète, la goutte, la chlorose ; la néphrite au début ; la lithiase urinaire, les coliques néphrétiques et quelques désordres utérins, en particulier la métrite chronique.

AFFECTIONS DU TUBE DIGESTIF

DYSPEPSIES GASTRO-INTESTINALES

Notre existence, au dire du docteur Gros, est liée d'une façon tellement intime à celle de notre estomac, que ce que nous sommes, c'est en grande partie par lui que nous le sommes : « C'est lui qui, bien souvent, nous rend chétifs, malingres, tristes, moroses, mélancoliques, ou bien, au contraire, gais, affables, de bonne humeur, pleins de vigueur et de santé. Nous sommes, dès le moment de notre naissance, ses esclaves les plus humbles et les plus soumis ; c'est un tyran qui ne badine pas ! »

Qui ne sait que cette boutade enjouée est pourtant l'expression de la vérité ? — Notre estomac est là pour nous rappeler continuellement à la triste réalité. « Ah ! misère de l'espèce, dit Jean de Rieux, dans le *Duc Job...*, cœur gros et estomac vide : c'est encore celui-ci qui criera le plus fort ! »

Aujourd'hui, on ne confond plus, comme Broussais, toutes les perturbations de l'appareil gastro-intestinal sous la rubrique uniforme d'états inflammatoires. Il avait voulu faire pivoter en quelque sorte toute la pathologie autour de la gastro-entérite ; mais c'est à tort qu'il considérait comme de nature inflammatoire une foule de troubles fonctionnels de l'estomac et de l'intestin qui précèdent, accompagnent ou suivent la plupart des maladies aiguës ou chroniques, quand ils ne les ont pas préparées.

On a traité plus tard Beau d'esprit excessif, parce qu'il faisait découler des dyspepsies une iliade de maux. Malgré la ruine des théories des deux grands médecins, l'importance de maître Gaster persiste, parmi les appareils qui font vivre le corps humain, et qui peuvent aussi le faire mourir, quand ils cessent d'accomplir correctement leurs fonctions.

M. Bouchard n'a-t-il pas démontré récemment que le tube digestif est, même à l'état normal, un réceptacle et un laboratoire de produits toxiques, alcaloïdes divers, acides acétique, butyrique, valérique, hydrogène sulfuré et carboné, ammoniaque, ammoniaques composées, leucine, tyrosine, indol, phénol, crésol, scatol, etc.?...

Les ferments parasitaires sont tués ou neutralisés, d'ordinaire, par l'acide chlorhydrique du suc gastrique, quand celui-ci est normal comme quantité et comme qualité; mais lorsque le suc gastrique cesse d'être sécrété d'une façon normale, il ne peut plus s'opposer aux putréfactions de l'appareil gastro-intestinal.

On comprend, d'après cela, l'importance qu'il y a à prévenir la perversion des sucs digestifs et à empêcher les dyspepsies de s'implanter dans l'économie.

Pour M. G. Sée, les dyspepsies gastro-intestinales sont des opérations chimiques défectueuses. Le trouble chimique est la condition *sine quâ non* pour constituer une dyspepsie gastrique ou intestinale. La dyspepsie, d'après lui, peut se passer de lésions anatomiques, et, lorsqu'elles existent, elles n'agissent qu'en compromettant l'intégrité de la sécrétion, ou la constitution du suc gastrique : « Ainsi, dit-il, à la suite des altérations dégénératives ou atrophiantes des glandes à pepsine, la pepsine peut diminuer de quantité ou s'altérer ; dans l'inflammation catarrhale de la muqueuse, il se produit une quantité excessive de mucus, qui, par son immixtion au suc gastrique, peut en altérer les propriétés digestives ; dans tous ces processus morbides, la lésion n'est que le *substratum* anatomique de la dyspepsie, qui n'en est pas moins et uniquement de l'ordre chimique ; en un mot, il n'y a pas de catarrhe muqueux sans dyspepsie ; il y a des dyspepsies sans catarrhe. »

Cette théorie constitue un impitoyable *delenda Carthago* contre le dogme de la vieille gastrite; on a consacré une hérésie pathologique, selon M. Sée, en confondant la dyspepsie avec la gastrite simple. La dyspepsie ne suppose ni ne comporte de lésion permanente, et cela est si vrai, que dans les dyspepsies les plus authentiques, les plus chimiques, il y a des périodes d'une véritable accalmie; ce sont des dyspepsies à répétitions (p. 190).

Plus loin (p. 196), il ajoute : « Pour tous les Allemands, pour beaucoup d'Anglais et un certain nombre de Français, devenus rétrogrades à force de vouloir être progressifs, ce qu'on a appelé le *catarrhe muqueux* est devenu le synonyme absolu de la dyspepsie. Pour les adeptes de l'inflammation irritative, il n'y a plus d'autre moyen de mal digérer que d'avoir une gastrite catarrhale; mais, et c'est là une calamité pour la doctrine, on voit quantité de dyspeptiques qui ne se décident pas à présenter les signes du catarrhe muqueux, à savoir : les enduits saburraux de la langue, le mauvais goût de la bouche, l'inappétence absolue (excepté pour le vinaigre, le citron et le poivre), les nausées, les vomissements de nature muqueuse, les éructations *nidoreuses*, la constipation, avec un malaise général, l'abattement physique, la prostration morale et même un mouvement fébrile. »

C'est là la série classique des souffrances du catarrhal, dont on a cherché à tort à retrouver l'ébauche chez tous les dyspeptiques. La description ne peut s'adapter qu'à un petit nombre de dyspeptiques que M. Sée appelle *muqueux*, sans s'inquiéter de savoir s'ils ont un catarrhe simple ou une gastrite catarrhale, attendu que le résultat est toujours le même, c'est-à-dire l'immixtion du mucus au suc gastrique, qui devient alors moins efficace.

La dyspepsie peut dériver de l'état morbide d'un organe éloigné ; elle relève plus particulièrement des affections qui sont elles-mêmes tributaires des eaux de Vichy, comme la goutte, les maladies du rein et du foie, depuis l'affection calculeuse jusqu'à la cirrhose, etc.

Toute perturbation nerveuse (les mouvements et les sécrétions de l'estomac étant sous l'empire direct des nerfs pneumo-gastriques) peut affaiblir ou exalter la sensibilité et le fonctionnement du tube digestif, déterminer des spasmes ou des contractions anormales dans sa tunique musculaire, arrêter, d'une manière plus ou moins complète, le cours régulier du travail digestif. Ainsi agissent les émotions vives, les commotions violentes, les impressions subites.

Les chagrins prolongés, les fatigues intellectuelles, les contrariétés souvent répétées ont un résultat analogue aux influences précédentes, seulement ces causes exercent une action lente et continue, les effets ne se développent qu'à la longue, d'une manière progressive et beaucoup moins sensible.

La vie sédentaire, lorsqu'elle s'accompagne d'un excès de travail intellectuel, dans un milieu vicié surtout, ne contenant qu'un air insuffisant et impur, entraîne nécessairement la dyspepsie.

Les causes que nous venons d'énumérer seraient peut-être impuissantes à amener de graves désordres, si l'alimentation était parfaitement surveillée dans sa quantité et dans sa qualité. Aussi, attribuerons-nous aux erreurs de régime la plus grosse part dans la production de la dyspepsie.

« L'homme livré aux travaux de l'esprit, souffrirait bien moins, nous dit le traducteur de Brinton (p. 406), s'il ne chargeait pas trop son estomac, si sa nourriture était moins substantielle, ses aliments mieux cuits et la mastication plus parfaite ; s'il prenait des boissons moins stimulantes ; si ses repas étaient moins rapprochés et pris avec moins de précipitation. Les personnes sédentaires éviteraient également les accidents dont elles se plaignent, si elles proportionnaient leur alimentation aux exigences très minimes de l'estomac, dans un pareil genre de vie, etc. »

M. Leven a justement soutenu, dans son traité des maladies de l'estomac, « que toutes les prédispositions peuvent rester à l'état de lettre morte, si l'hygiène stomacale est bien entendue. L'individu crée lui-même la maladie, la fait durer par les habitudes vicieuses qu'il a contractées. La dyspepsie n'est pas une maladie fatale comme tant d'autres auxquelles, malgré toutes les précautions, l'homme ne peut se soustraire; il est clair qu'un herpétique ou un arthritique deviendra très facilement dyspeptique pour la moindre infraction, pour le plus petit excès; mais il peut ne pas le devenir » (p. 243).

Abstraction faite des matières ingérées, les dyspepsies ne sont certainement, dans nombre des cas, que la conséquence ou le complément d'un trouble intestinal primitif:

L'intestin est bien plus irritable que l'estomac, et cependant la pathologie intestinale n'est qu'ébauchée et rarement mise en cause.

L'altération de quantité ou de qualité des fluides sécrétés par l'estomac ou l'intestin, l'atonie des tuniques, les troubles de la circulation, de l'innervation (soit par défaut, soit par excès d'action) les lésions des sécrétions pancréatique, biliaire, intestinale, peuvent, en fin de compte, engendrer la dyspepsie.

Elle peut encore dériver de l'abus des condiments de toute nature, qui, à la longue, détruisent l'excitabilité du tube digestif, de la distension exagérée et fréquente de l'estomac, comme cela arrive chez les grands buveurs et chez les gros mangeurs. Il en résulte un état asthénique, une véritable diminution de la tonicité musculaire. Il y a un relâchement consécutif, et l'estomac ne se contracte plus, ou, se contractant d'une manière insuffisante, la sécrétion stomacale est diminuée. Il advient alors ce qui a lieu pour les muscles de la paroi abdominale, qui ont été trop distendus, ou bien encore l'estomac finit en quelque sorte par se paralyser, comme la vessie, sous l'influence d'une rétention d'urine trop longtemps prolongée.

Il est bien évident que, dans ce cas, — disons-le tout de suite, pour ne pas avoir à y revenir, — le premier remède à opposer au mal sera de soustraire à leurs mauvaises habitudes ceux qui se sentent les dents trop longues et l'estomac trop creux, et de leur imposer une diététique plus rationnelle.

En thèse générale, la quantité d'aliments doit être subordonnée au degré de la force digestive de chaque malade et nullement à son appétit.

*
* *

La dyspepsie, on peut le dire, varie selon chaque individu. Les formes minutieusement décrites dans les ouvrages classiques, comme la dyspepsie acide, la dyspepsie flatulente, la dyspepsie douloureuse ou gastralgie, etc., ne se rencontrent pas isolément, d'une façon générale; elles empiètent mutuellement l'une sur l'autre.

Les mêmes causes peuvent engendrer des effets multiples, selon les individus et leur constitution propre.

La pneumatose s'observe quelquefois chez les buveurs, chez les gourmands, qui font des excès habituels, et plus souvent encore lorsque l'orifice pylorique ou le duodénum sont rétrécis par des dégénérescences ou des cicatrices. Elle est due, dans certains cas, à un défaut de force tonique des intestins, comme cela se voit chez les convalescents et chez les personnes oisives ou inactives.

Les états morbides qui exercent une action débilitante sur l'innervation abdominale peuvent entraîner du météorisme : l'influence du système nerveux ganglionnaire et peut-être du pneumo-gastrique est assurément obscure ; mais son intervention probable rend compte de bien des phénomènes, dont il serait difficile, sans cela, d'avoir l'explication.

Toutes les substances indigestes, les corps gras, les corps durs ou fibreux, les crudités, les crucifères, laissent des flatuosités. Les aliments de toute nature qui sont mal divisés ou trop vite ingérés, deviennent carminatifs, comme les farineux, la graisse, le beurre. Le légume a cet inconvénient, que, pour se nourrir, il faut en prendre une quantité qui fatigue par le volume; il donne, avec beaucoup de gaz, plus de tissu adipeux que de sang. Le manœuvre, le paysan supportent mieux ce régime, parce qu'il est complété par l'oxygène et l'azote d'un air pur.

Les aigreurs, le pyrosis, reconnaissent plusieurs causes. Les moins discutables sont celles qui relèvent du régime.

C'est ainsi (Gubler, *Dict. encyclopédique des sciences médicales*) que les matières amylacées ou sucrées, telles que les fécules, les gommes, les légumes farineux, le sucre de canne ou de betterave et la glycose, se transforment en acide acétique, ou plutôt en acide lactique, puisqu'il y a toujours une certaine proportion d'un corps gras en présence. Le vin, les boissons fermentées et les alcooliques se métamorphosent en acide acétique: Les matières grasses, comme l'axonge, le beurre, l'huile, etc., rancissent tout à coup et donnent naissance à des produits âcres et volatils. Les sucres et les matières glycogènes elles-mêmes subissent cette dégénérescence, en passant par la fermentation butyrique.

Notre premier devoir est donc de proscrire les substances que nous venons d'énumérer et de prévenir l'ascescence gastrique, en régularisant le travail des fonctions digestives. L'eau de Vichy parvient à modifier les procédés ultérieurs de la digestion, moins en neutralisant les acides sur place, qu'en imprimant à l'économie une modalité particulière, en vertu de laquelle les sécrétions ont cessé d'être trop acides.

Rien de variable comme la forme que prend la douleur (coliques d'estomac, crampes, etc.) chez les personnes qui ont le tube digestif malade.

Elle est lancinante et dilacérante chez les uns, brûlante chez les autres ; quelques malades la comparent à une morsure ; à d'autres, il semble que l'estomac, distendu de plus en plus, va éclater ; ou bien c'est un sentiment de pression, de constriction, comme si une main de fer ou un étau tendait à appliquer l'épigastre contre la colonne vertébrale.

Les crises gastralgiques peuvent se renouveler à des époques plus ou moins rapprochées et très variables, survenir quand le malade est à jeun, ou, au contraire, et c'est le cas le plus fréquent, naître et s'exaspérer par l'ingestion des aliments.

Jamais l'appétit n'est complètement aboli ; mais beaucoup de malades ne peuvent manger qu'à la condition d'assaisonner fortement les aliments : le vinaigre, les épices, jouent un rôle considérable dans leur alimentation.

D'autres ont un appétit bizarre et capricieux ; ils se mettent à table avec un appétit assez vif, qu'ils perdent tout à coup, ayant à peine commencé de manger. En général, il y a du dégoût pour la viande ; les aliments frais et sapides sont au contraire recherchés.

L'appétit peut être dépravé ou perverti et c'est ce qui arrive surtout chez quelques chlorotiques. Le goût exclusif de certains aliments et l'horreur de certains autres, avec des alternatives bizarres, sont des signes caractéristiques de la dyspepsie névrosique.

Après le repas, les malades sont lourds, incapables de rien faire, sous le coup d'un sentiment de lassitude extrême. A ce moment, toutes les fonctions sont, pour ainsi dire, entravées et gênées dans leur exercice, comme pour laisser s'accomplir la fonction capitale de la digestion.

Le traitement suivi à Vichy a pour but :

1° D'éviter ou d'écarter les causes de la maladie ;

2° D'adoucir ou de dissiper les symptômes les plus incommodes ;

3° De remédier à l'état morbide lui-même.

La première partie du programme est en général remplie par le séjour des malades aux eaux : là, ils échappent aux tracas de la vie, aux exigences sociales, aux fatigues, aux préoccupations de toute sorte ; ils goûtent un repos bienfaisant et *se plient surtout plus volontiers* aux nécessités d'un régime, qui aide puissamment à l'efficacité de la médication alcaline.

Nous veillons avec un soin jaloux à ce que le malade n'ingère pas une quantité de nourriture en disproportion avec les sucs digestifs qu'il secrète normalement, attendu que les excès de table traînent mécaniquement la flatulence à leur suite, et peuvent l'occasionner d'emblée, par le fait de digestions incomplètes, de fermentations partielles, comme on le voit le lendemain d'un grand repas. La sobriété n'engendre rien de pareil.

La qualité de l'aliment qui, en vertu d'une putréfaction actuelle ou naissante, peut favoriser le ballonnement, attire aussi tout particulièrement notre attention.

Pas de salaisons fortes ni de gibiers avancés. Pas de repas copieux, le soir surtout.

Les mets grossiers sont rigoureusement défendus ; la plupart des végétaux, les féculents, les pâtisseries lourdes, les corps gras, les liquides acides ou fermentescibles, le cidre, le poiré, la bière, le bitter, le vermouth, l'absinthe, le vinaigre, les vins mousseux, les boissons sucrées, etc., sont également interdits,

Le régime azoté et l'usage d'un vin généreux, chargé en tannin, font la base de l'alimentation. Nous recommandons aux malades de soumettre les aliments à une mastication prolongée, de remplacer par un bon râtelier les dents mauvaises et les dents inutiles qui font souffrir, de renoncer à leurs habitudes de vie sédentaire et de concentration intellectuelle. L'exercice est d'autant plus salutaire que l'inaction corporelle est une des causes les mieux établies de dyspepsie. « La digestion, a dit Chomel, se fait aussi bien par les jambes qu'avec l'estomac. »

La source de l'*Hôpital*, qui est considérée comme un spécifique des affections gastriques et intestinales, a pour résultat de relever le ton de l'estomac, de favoriser les contractions de sa tunique musculaire, de remédier à la lenteur du travail digestif, à l'insuffisance sécrétoire des sucs gastro-intestinaux. La balnéation, le massage et l'hydrothérapie, de leur côté, régularisent l'action des nerfs qui président aux fonctions gastriques.

La guérison n'est pas toujours la règle ; le mal se montre parfois rebelle ou ne s'amende que fort peu, malgré l'adjonction des amers, des carminatifs et des poudres absorbantes, mais ces résultats négatifs sont heureusement rares. J'ai cru devoir les signaler pour démontrer une fois de plus qu'il n'y a pas de panacées ni de remèdes infaillibles.

Il est difficile d'admettre que le traitement thermal possède une action salutaire directe sur les accidents de forme purement névralgique. Ce n'est guère qu'en agissant sur des conditions générales de l'organisme, ou sur certains états organiques ou fonctionnels, dont ces accidents névralgiques dépendent, que ceux-ci peuvent rentrer sous l'empire des eaux de Vichy.

De l'avis de M. Durand-Fardel, il faut deux conditions pour que les eaux de Vichy puissent être employées utilement dans la gastralgie. Il faut, d'une part, que cette gastralgie tienne à des causes organiques ou fonctionnelles qui soient de nature à être effectivement modifiées par ces eaux;

il importe, d'une autre part, que les phénomènes névralgiques n'existent pas actuellement, et ne se trouvent pas ainsi exposés à être exaspérés par le traitement.

Pour le professeur G. Sée (*Des dyspepsies gastro-intestinales*, p. 285), les eaux de Vichy agissent surtout de la façon suivante :

« Le sel sodique, dans les dyspepsies par décomposition putride des aliments, neutralise une partie de ces produits de fermentation, entre autres l'acide lactique et les acides gras.

« Dans les dyspepsies par défaut d'acide ou de peptone, le sel sodique augmentant la sécrétion du suc gastrique, c'est-à-dire l'acidité aussi bien que le ferment pepsique, se trouve nettement indiqué.

« Dans les dyspepsies par excès de mucine, son utilité est moins prouvée ; il est cependant possible que le mucus se détruise dans une grande quantité d'alcali et dès lors ne nuise plus à l'action du suc gastrique. »

La nécessité de traiter de bonne heure la dyspepsie, quelle que soit sa forme, s'impose de la façon la plus évidente, car elle aboutit non seulement à l'anémie, mais elle peut encore, par l'intermédiaire des altérations du sang, favoriser et même produire de toutes pièces la plupart des dégénérescences organiques. Quelque éloignée que soit son influence sur les manifestations tuberculeuses, cancéreuses, etc., on ne saurait la mettre en doute.

Il est vrai que la contre-partie est également vraie : « Les troubles dyspeptiques qui paraissent quelquefois précéder de longtemps la phthisie pulmonaire, peuvent aussi bien annoncer la période latente de l'évolution tuberculeuse que donner naissance de toutes pièces à celle-ci. » (A. Luton, *Nouveau dict. de Jaccoud.*)

Cela me conduit à dire qu'au point de vue du traitement, il faut remonter toujours au point de départ. Si la cause de la dyspepsie ne réside pas dans l'estomac, mais bien dans une affection plus ou moins éloignée, c'est à cette affection qu'il faut d'abord s'en prendre. Si l'estomac est dérangé en vertu d'une disposition constitutionnelle, comme la goutte, il y a lieu d'attaquer la cause présumée. Si c'est l'utérus qui trouble indirectement les fonctions digestives, c'est du côté de l'utérus que doit être dirigé le traitement, etc.

Il n'y a lieu de se rejeter exclusivement sur les moyens palliatifs, que lorsque l'état dyspeptique dépend d'une affection qui doit avoir une longue durée, ou qui est irrémédiable, ou bien lorsqu'on ignore ce qui est la cause des troubles digestifs. (Luton, *loc. cit.*)

La dyspepsie gastrique existe d'ailleurs rarement seule, ce qui se comprend puisqu'il n'y a pas qu'une seule digestion ; outre celle qui se passe dans l'estomac, il existe une digestion intestinale, pancréatique, biliaire. Elles sont toutes solidaires. Les altérations du suc gastrique sont mieux connues, mais on ne saurait nier l'influence désastreuse des lésions du foie, ou du pancréas, ou de l'intestin, sur la fonction de leurs sécrétions respectives.

M. Leven s'élève contre l'habitude qui tend à se généraliser de supprimer les mets solides.

« L'alimentation, écrit le médecin de l'hôpital Rothschild, ne devra jamais être composée exclusivement d'aliments liquides. L'estomac, pour se rétablir, doit se congestionner au moins une fois en vingt-quatre heures, c'est-à-dire qu'il a besoin de l'apport de solides une fois dans la journée.

« Si le régime lacté, dont on fait si grand abus aujourd'hui, ne réussit pas à guérir la dyspepsie et n'amène que du soulagement, c'est qu'il n'appelle jamais dans l'estomac cette congestion nécessaire pour la guérison complète. Le meilleur de tous les aliments, c'est la viande grillée ou rôtie, c'est le pot au feu, viande de bœuf ou de mouton. C'est à ces deux espèces que la préférence sera accordée. Le veau a des fibres plus fortement serrées, sur lesquelles l'estomac a moins de prise, et son action est moins stimulante. Les viandes trop grasses, le porc, le foie, les rognons, la charcuterie, etc., seront prohibés. Le malade consommera la viande telle que la nature nous la présente ; prise au naturel (c.-à-d. sans condiments), elle est le mieux appropriée à l'organe chargé de la chymifier ; au point de vue de l'estomac, elle ne doit pas être considérée seulement comme un aliment, mais elle est pour lui un véritable médicament, le véritable régulateur de sa congestion physiologique. Elle est indispensable au rétablissement de l'organe. »

S'il est vrai qu'il y a des malades qu'on fait bien ou mal digérer, en changeant seulement la température de leurs aliments, il est aussi avéré que certains gastralgiques réclament les uns une source chaude, les autres une source froide. Je me suis très bien trouvé, dans plusieurs circonstances, de remplacer l'*Hôpital* et la *Grande-Grille* par la source *Lardy*, et même par la nouvelle source des *Célestins*. La fraîcheur de cette dernière source, les proportions de gaz carbonique qu'elle contient, expliquent la sensation agréable de soulagement que les malades signalent d'ordinaire. Son usage devra cependant être surveillé et relativement borné.

Comme corollaire à ce qui précède, je rappellerai que la chaleur diminue d'ordinaire l'appétit, et qu'une migration vers un climat froid ou tempéré peut, dans certains cas, constituer la meilleure médication à opposer à la gastralgie.

Comme la gastralgie coïncide toujours avec un certain degré d'anémie, il est urgent de nourrir le malade, de réveiller l'appétit émoussé. Lorsque les eaux tardent à produire une sorte d'éréthisme, d'autant plus nécessaire que l'économie a plus besoin de réparer ses pertes, je cherche à exciter les désirs alimentaires par l'emploi des apéritifs hygiéniques et médicamenteux.

L'anorexie des malades est souvent accrue ou entretenue par l'abondance des saburres qui imprègnent les muqueuses de la bouche ou de l'arrière-gorge. En enlevant ces résidus, l'appétit se réveille, et des aliments qui auraient provoqué des nausées, avant cette opération préalable, trouvent alors l'estomac dans un état favorable à leur élaboration.

Mais l'estomac lui-même peut demander à être débarrassé des produits qui l'encombrent et gênent la sécrétion du suc gastrique (mucus, suc gastrique neutre et inefficace, peptone en excès, produits de fermentation, acides gras, gaz, etc.), et le lavage de l'estomac avec de l'eau de Vichy, pure ou coupée, au moyen du tube Faucher, peut atteindre ce résultat.

On est un peu revenu de l'engouement de la première heure ; mais, malgré tout, le lavage de l'estomac, lorsqu'il est bien supporté, rend de grands services. L'essentiel est de s'habituer à l'introduction du tube.

« Sous cette influence, écrit M. Sevestre, on voit cesser le tympanisme, et, en même temps, l'oppression et les douleurs qui en sont la conséquence ; les vomissements ne se produisent plus ; l'estomac recommence à sécréter et à digérer ; la contractilité de la couche musculaire reparaissant, les mouvements péristaltiques se produisent avec leur intensité habituelle et leur rhythme normal ; le même fait se manifeste aussi pour l'intestin, car, dans l'espace de quelques jours, on voit céder la constipation, si habituelle en pareil cas.

Ces modifications sont souvent extrêmement rapides et surviennent qnelquefois dès la 2e ou 3e séance ; d'autres fois, elles se font attendre plus longtemps et ne se montrent qu'au bout de quelques semaines. Quoi qu'il en soit, l'utilité du lavage de l'estomac dans les dyspepsies est aujourd'hui acceptée par un bon nombre de médecins qui ont obtenu par ce moyen des résultats remarquables.

J'ai l'habitude de pratiquer ou de prescrire le lavage de l'estomac, de préférence avant la digestion. De la sorte, on entraîne hors de l'estomac un suc gastrique neutre ou à peine acide, et par conséquent inefficace. Ce liquide inutile pourrait, en se mêlant avec le suc gastrique, dont les aliments vont déterminer la sécrétion, enrayer l'action digestive de nouveau suc.

On extrait en même temps une quantité de mucus plus ou moins considérable, qui, en se mêlant au suc gastrique prêt à être sécrété, et à entrer en fonction, peut à son tour entraver son action, en diminuant son acidité.

La dyspepsie muqueuse est celle qui se prête naturellement le mieux à cette utile spoliation (G. Sée).

En soustrayant l'estomac à l'impedimentum créé par le mucus d'une part, et par un suc gastrique imparfait d'autre part, on dispose donc les glandes pepsiques à sécréter, au contact des aliments, un liquide digestif irréprochable, dont rien n'entravera plus le fonctionnement, dont rien n'altèrera plus la composition.

Le lavage à la fin de la digestion peut être utile, lorsque la fermentation régulière dépasse les limites physiologiques et se transforme en une véritable décomposition putride ; il y a généralement avantage à faire disparaître les acides gras et les gaz qui indiquent une fermentation butyrique ou alcoolique.

*
* *

Il me serait facile de citer de nombreuses observations établissant nettement la prompte efficacité des eaux de Vichy ; je me contenterai d'en résumer quelques-unes.

Voici d'abord l'histoire de M. L... qui m'a été adressé en juin 1881, par le Dr

Féréol : Travail assidu, pendant vingt années comme clerc de notaire et avocat consultant; irrégularité dans les repas ; digestions pénibles depuis deux ans, gonflement, coliques hépatiques et crises gastralgiques, maux d'estomac, état névropathique, amaigrissement énorme, hypocondrie, idées de suicide, incapacité de s'occuper d'affaires pendant longtemps, vertiges fréquents, sensation de vide alternée avec des lourdeurs de tête, diarrhées fréquentes.

M. Féréol, après avoir prescrit l'hydrothérapie, des prises de bicarbonate de soude, magnésie, rhubarbe, noix vomique, etc., envoya finalement son client à Vichy. Sous l'influence de la Grande-Grille, des douches et de diverses médications accessoires, tous les symptômes pénibles disparurent peu à peu. Le foie qui était augmenté de volume reprit ses dimensions normales. M. L..., après quinze jours de traitement, mangeait et digérait comme tout le monde; il ne fuyait plus la société de ses semblables; il a repris sa belle stature et son entrain. A part quelques incidents sans portée, qui ont cédé à une nouvelle cure, M. L... est aussi valide qu'autrefois; son cabinet d'affaires l'occupe énormément et il a pu siéger pendant six à sept heures consécutivement, sans en être incommodé.

J'ai reçu, à diverses reprises, des malades qui depuis plusieurs mois ne prenaient que du lait, et qui, au bout de huit ou dix jours, supportaient tous les aliments. J'ai même eu à lutter contre la voracité d'une dame, qui a augmenté de plusieurs kilos, pendant son séjour à Vichy.

Le Dr Bois, d'Aurillac, a envoyé à Vichy, en septembre 1885, M. D... qui rendait ses aliments presque en nature ou n'ayant subi qu'une élaboration sommaire, insuffisante. La lienterie, le pyrosis, les éructations, l'insomnie, la diarrhée, avaient disparu en moins de quinze jours.

Je n'insiste pas, je tomberais dans les répétitions.

Les diverses perturbations de l'estomac que je viens de décrire coïncident le plus souvent avec des altérations analogues du côté de l'intestin. Aussi a-t-on réuni sous le même mot, *gastro-entéralgie*, ces affections douloureuses du tube digestif.

Tous les phénomènes que j'ai indiqués peuvent se retrouver ici : tantôt on constatera une production gazeuse exagérée dans l'intestin, des borborygmes ou des gargouillements, et le patient ne sera soulagé que lorsque ces gaz auront disparu ; tantôt l'intestin, en proie à une excitabilité excessive, sera le siège de symptômes douloureux, variables par leur intensité comme par leur nature.

Ces douleurs peuvent se généraliser et s'irradier, non seulement dans tout le ventre, mais encore dans les régions voisines, les lombes et les parois thoraciques.

L'abdomen sera protégé contre les variations de température avec une flanelle ; la liberté du ventre sera entretenue à l'aide de lavements simples, s'il y a lieu ; on n'aura recours aux purgatifs que très rarement et lorsque l'indication sera très évidente.

On n'est pas encore bien fixé sur les phénomènes de la digestion intestinale ; par conséquent, on ne connaît que fort peu la pathologie et la thérapeutique des intestins.

Mais l'expérience a appris qu'on pouvait user avec succès des eaux de Vichy, soit en bains, soit en douches ascendantes, soit en boisson, dans l'inflammation chronique de l'intestin, alors surtout qu'il existe une diarrhée pseudo-membraneuse ; dans la convalescence des dyssenteries d'Afrique, dans un certain nombre de cas où il existe des alternatives de constipation, avec sensation de constriction, de pesanteur, de douleur.

LITHIASE BILIAIRE, COLIQUES HÉPATIQUES

Sous le nom d'engorgements du foie, on englobe presque toutes les maladies chroniques, dans lesquelles la glande hépatique n'est pas atteinte de lésions organiques, ayant altéré sa structure, d'une façon irrémédiable.

Les congestions du foie forment le point de départ de presque toutes les maladies de texture de cet organe ; il est bon de ne pas l'oublier, puisque la thérapeutique, au moment de la congestion, peut prétendre à un succès que plus tard elle chercherait en vain, ou qu'elle n'obtiendrait que très difficilement.

La richesse de l'appareil vasculaire qui traverse le foie, les modifications fréquemment et facilement imprimées à sa circulation par le travail digestif, le voisinage des poumons et surtout du cœur, dont les troubles retentissent avec la plus grande facilité sur cette glande, tout cela explique la fréquence des hypérémies hépatiques.

L'absence de fièvre, au début, distingue surtout la congestion passive du foie, de l'hépatite chronique. Les autres symptômes sont à peu près les mêmes : augmentation de volume, douleur, pesanteur, teinte ictérique, digestions difficiles, amaigrissement, etc.

Le foie qui, dans la goutte régulière, se prend si habituellement, est encore plus souvent affecté dans la goutte anomale.

La plupart des médecins qui ont séjourné à Ceylan, dans les Indes anglaises, dans l'Indoustan, etc., n'admettent qu'exceptionnellement l'origine palustre de la dyssenterie et de l'hépatite : pour eux, la cause endémique doit bien moins être attribuée à un miasme infectieux qu'à l'action prolongée d'une température élevée.

Pour justifier une fois de plus l'influence des hautes températures, il suffit de consulter les statistiques de notre colonie algérienne : les localités les plus chaudes (Blidah, Mascara, Tlemcen, Lalla, Philippeville) sont, en même temps, les plus fertiles en maladies du foie et en affections intestinales.

La dyssenterie et l'hépatite sont de tous les climats, il est vrai ; mais il est hors de doute que ces deux affections ne sont jamais aussi fréquentes et aussi graves, que dans les pays chauds.

*
* *

Le régime exerce, sous toutes les latitudes, une grande influence sur le développement chronique des maladies du foie : il faut citer tout spécialement l'influence délétère des spiritueux, des excès alcooliques, des épices, d'une alimentation trop excitante ou trop copieuse. L'alcool donné à petite dose prolongée paraît produire des scléroses ; à dose massive, il donne surtout lieu à des phénomènes nerveux, du délire et des tremblements.

D'après Frerichs, l'hypérémie hépatique,

cause première de la plupart des lésions graves du foie, s'observe surtout chez les individus qui cultivent trop les plaisirs de la table, tout en menant une vie sédentaire; ils exercent relativement peu leurs muscles et restent dans des conditions de respiration insuffisante.

Dans ce cas, il y a plus d'aliments ingérés qu'il n'y en a d'utilisés; et, tôt ou tard, ordinairement vers l'âge moyen, plutôt même, chez les malades qui sont affectés d'une prédisposition héréditaire, et dont le tissu musculaire est flasque, il s'établit une disproportion entre la quantité du sang et les forces du cœur; d'où résulte l'engorgement. C'est ce qui se produit d'ordinaire dans le système de la veine porte; d'autant plus qu'en même temps, l'irritation de la muqueuse intestinale, suite des erreurs de régime, vient encore ajouter ici son influence perturbatrice.

Ce sont surtout des étrangers, des militaires, les uns et les autres ayant habité dans des pays chauds ou marécageux, qui viennent demander aux naïades de la *Grande-Grille* la guérison de leurs maux. La réputation de cette source est des mieux justifiées et elle dissipe, chaque saison, quantité d'intumescences énormes, avec une rapidité qui tient du prodige. Les symptômes alarmants disparaissent, en même temps que la circulation reprend son cours normal ; les téguments perdent leur affreuse coloration, la nutrition générale s'amende et l'économie se trouve ainsi placée dans des conditions de vitalité normale.

Les eaux de Vichy n'auraient-elles, du reste, d'autre propriété que de prévenir le dépérissement et le marasme, en régularisant les fonctions gastriques et les sécrétions intestinales, qu'on ne devrait pas hésiter à y avoir recours ; mais elles font mieux que cela : elles excitent mécaniquement la circulation dans les capillaires hépatiques, combattent l'altération du sang et l'atonie de l'appareil vasculaire.

Les douches froides agissent dans le même sens, par leur pouvoir révulsif et reconstituant; mais elles ne sont pas toujours applicables de prime abord, à cause de la susceptibilité des malades. Il est rare qu'en commençant par des douches tièdes, à pression modérée, on n'arrive pas bientôt à la tolérance et, par suite, à la *fonte* désirée.

En pareil cas, l'usage des purgatifs est souvent indiqué; mais leur choix n'est pas indifférent. Plus une substance est purgative, moins elle est cholalogue; les purgatifs les plus élevés dans la série, les drastiques, sont des médicaments qui diminuent plutôt qu'ils n'augmentent la sécrétion biliaire. Il faut donc s'adresser aux autres.

Le podophyllin possède une grande puissance cholalogue. Il vient immédiatement après l'aloès et le second sur la liste, dans les tableaux de Guéneau de Mussy, qui établissent le coefficient biliaire de chaque substance, c'est-à-dire la quantité de bile obtenue par rapport au kilogramme de poids du corps et par heure.

D'après les expériences de Rutherford, les sels de soude activent la sécrétion biliaire, tandis que les sels de magnésie diminuent plutôt qu'ils n'activent cette sécrétion. Il en résulte qu'il faut substituer le sulfate de soude au sulfate de magnésie.

Nous proscrivons en même temps de l'alimentation les matières animales, les mets gras, fortement épicés, les boissons alcooliques et tous les autres agents qui agissent directement et d'une façon défavorable sur la glande hépatique.

Le moral des individus atteints d'hépatite, comme celui de la plupart de ceux qui ont le foie malade, est toujours plus ou moins affecté, plus ou moins impressionnable.

Nous cherchons donc à combattre, par un traitement hygiénique et moral, ce mode spécial d'innervation encéphalique.

Mais nous avons besoin de la bonne volonté des malades pour les amener insensiblement au contentement, au calme de l'esprit et du cœur, qui donnent de l'efficacité aux médicaments.

La musique, les distractions de toute nature, la promenade sous les allées ombreuses des deux parcs, sont éminemment propres à prévenir le travail toujours dangereux d'une imagination hypochondriaque : la pensée n'a pas le temps de se replier sur elle-même, de se concentrer sur un seul objet, et le corps, ne subissant plus le contre-coup des inquiétudes de l'esprit, devient plus apte à résister à toutes les exigences de la vie habituelle!

La bile laisse parfois déposer des sables, des concrétions, ou donne lieu à la formation de calculs, très différents quant à leur forme, leur aspect et leur composition. Les petits calculs sont de beaucoup les plus nombreux et leur siège habituel, neuf fois sur dix, est la vésicule du fiel.

Cela se comprend, puisque c'est dans ce réservoir où la bile s'accumule normalement, que ces concrétions trouvent les conditions de concentration et de repos les plus favorables à la réunion, à l'agrégation des molécules qui vont les constituer.

Les calculs biliaires s'observent beaucoup plus fréquemment chez les femmes que chez les hommes, probablement à cause de leurs habitudes sédentaires. On a même incriminé l'usage du corset, dont la constriction est quelquefois assez prononcée, pour que la conformation primitive de la glande hépatique soit altérée.

Toute pléthore locale, en diminuant le champ de l'excrétion biliaire, par gêne mécanique, favorise le développement de la lithiase biliaire. C'est le cas de la grossesse, des affections de l'utérus et de ses annexes : elles agissent non seulement en mettant un obstacle au libre cours de la bile, par la compression et par le repos qu'elles nécessitent, mais encore elles créent un trouble général de la nutrition, dont l'influence est incontestable.

La plus grande fréquence de la gravelle biliaire s'observe de 20 à 40 ans. Sa rareté chez les jeunes sujets et sa fréquence dans l'âge mûr, s'expliquent, d'une part, par l'activité de la sécrétion biliaire, par la tonicité des réservoirs et des canaux, et de l'autre, par des conditions inverses, qui permettent plus facilement la stagnation de la bile dans la vésicule, devenue parfois tolérante au point de ne réagir en aucune façon contre la présence du corps étranger.

L'existence d'une prédominance graisseuse dans la bile est considérée, par le professeur Bamberger, comme une cause de développement des graviers hépatiques. M. Chevreuil a trouvé que la bile des sujets calculeux était très riche en cholestérine.

« On a observé depuis longtemps, dit M. Fauconnot-Dufresne (*Précis des maladies du foie et du pancréas*), qu'un régime trop animalisé produisait à la longue la formation de ces concrétions. Si les personnes qui usent de ce régime ne font pas d'exercice, leur sang, comme leur tissu cellulaire, se charge de matériaux graisseux abondants en carbone ; leurs poumons ne fonctionnent plus avec activité, ne brûlent pas dans l'acte respiratoire le carbone qui se trouve en excès dans le sang, car les poumons et le foie ont, sous ce rapport, une action analogue ; la bile se charge alors de ces matériaux et précipite de la cholestérine. »

La cholestérine est considérée, depuis quelque temps, comme un produit de désassimilation du système nerveux (V. Flint. *Recherches expérimentales sur une nouvelle fonction du foie*). Le fonctionnement trop actif de l'axe cérébro-spinal expliquerait la production exagérée de la cholestérine, et par cela même sa précipitation dans le liquide biliaire. C'est pour la même raison que les jeunes femmes nerveuses et impressionnables seraient atteintes si fréquemment de coliques hépatiques.

En dehors de ces conditions, encore un peu hypothétiques, où la cholestérine se précipite parce qu'elle est en excès, il faut admettre l'influence perturbatrice qui résulte de la modification des autres éléments de la bile, la diminution des sels de soude (Thénard), l'apparition de la chaux dans la bile (Branson et Frerichs), l'acidité de la bile sous l'influence surtout d'uu régime exclusivement animal ; enfin, l'inflammation des conduits biliaires qui, en amenant une hypersécrétion muqueuse, peut devenir le point de départ d'un noyau autour duquel se déposera la cholestérine.

Ces circonstances sont dominées par les individualités, par la diathèse arthritique, par un trouble général de la nutrition, par le sexe (les femmes sont plus exposées que les hommes), par l'irrégularité des repas (Duj. Baumetz), par le défaut d'exercice, etc.

Lorsque les repas sont trop espacés, pense M. Baumetz, ou lorsque, comme le font certaines personnes, on ne prend qu'un seul repas par jour, on met le liquide biliaire dans des conditions favorables au dépôt de la cholestérine.

Les observations de M. Villemin lui ont permis de noter assez fréquemment la transmission de la maladie, ou encore le développement de l'affection calculeuse chez les enfants, dont les parents étaient atteints d'une autre maladie du foie.

Aussi, comme la transmissibilité de cette maladie est hors de doute, il veut, dans l'intérêt du fœtus, que l'on cherche à modifier, même pendant la gestation, l'organisme de la mère, par le traitement le plus efficace.

L'innocuité de la médication alcaline appliquée pendant la grossesse est parfaitement établie.

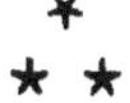

Au point de vue de l'hérédité, je ne citerai que deux cas, qui sont assez curieux :

1° Il s'agit d'abord de la famille B... dont les parents et les trois fils (l'un d'eux est médecin à Bourganeuf) ont eu des coliques hépatiques.

2° J'ai soigné, il y a quelques années, un jeune homme qui sortait de l'école centrale et est aujourd'hui ingénieur à Baccarat. Il avait eu des coliques hépatiques très franches ; sa mère en avait eu aussi. En outre sa grand'mère avait eu une rupture de la vésicule et une douzaine de calculs étaient sortis au pli de l'aine. Sa tante, après avoir présenté des accidents hépatiques bizarres, qu'on avait crus occasionnés finalement par un cancer, avait demandé par testament qu'on fît son autopsie. On trouva dans la vésicule des pierres énormes qui n'avaient pu être expulsées.

C'est au moment où elles s'engagent dans les canaux excréteurs, que les concrétions biliaires occasionnent les accidents qui constituent l'attaque de *coliques hépatiques*. Leur simple déplacemeut peut aussi produire des phénomènes aigus.

La contracture douloureuse des fibres musculaires lisses des canaux excréteurs du foie est un des phénomènes les plus importants de la colique hépatique[1].

La sensation réflexe peut être assez intense, soit parce que ce calcul est anguleux et hérissé d'aspérités, soit parce que le sujet est doué d'une vive susceptibilité nerveuse, pour que la contraction s'étende à tout le conduit, de manière à immobiliser pour un temps le calcul.

1. MM. Renaut (de Lyon), Grancher, après MM. Sappey et Fort, ont montré, malgré Kolliker et autres, qu'il existe manifestement des fibres musculaires lisses dans les conduits excréteurs de la bile, et que ces fibres musculaires se trouvent disséminées au milieu des faisceaux de tissu conjonctif et élastique, constituant la couche fibreuse de ces conduits.

Ils ont mis en outre complètement en lumière ce fait déjà connu, que les inflammations accidentelles augmentent cette couche musculaire. Dans les cas pathologiques, elle peut s'hypertrophier (Broca, Hérard, Bouisson, Deville).

Si les coliques hépatiques surviennent le plus habituellement après le repas principal, cela tient à ce que la sécrétion biliaire est sollicitée par le travail de la digestion ; la vésicule entre en contraction pour verser dans l'intestin la bile qu'elle tient en réserve, et ce flux bilieux entraîne ainsi les concrétions qui s'étaient formées.

Les douleurs se font sentir d'abord au creux de l'estomac, au pourtour de l'ombilic, à l'hypocondre droit, puis elles s'irradient dans la partie correspondante du dos et quelquefois jusqu'à l'épaule et au cou.

On a également signalé la transmission de la douleur calculeuse de l'hypocondre droit ou de l'épigastre à l'hypocondre gauche ; dans certains cas, elle a eu son point de départ à gauche et elle a été exclusivement ressentie de ce côté. Ce sont là des phénomènes de sensibilité réflexe, attribués aux communications nerveuses qui existent dans cette région.

Il existe en même temps une agitation

continuelle, une anxiété inexprimable ; l'intensité des douleurs oblige le malade à changer continuellement de position, à se plier en deux, à se coucher dans mille positions bizarres. Des vomissements surviennent, la face est altérée, les yeux sont battus, les lèvres cyanosées, le corps froid, etc.

L'ictère qui se manifeste pendant ou après une crise calculeuse, consiste parfois en une simple coloration jaunâtre de la conjonctive.

La constipation est la règle : ce symptôme dépend sans doute de l'altération même des qualités normales de la bile. Une médication propre à combattre cette disposition doit par cela même modifier la tendance à la constipation.

L'attaque de colique hépatique peut se composer d'un ou de plusieurs accès qui se terminent souvent d'une manière brusque, lorsque le calcul a repris sa place primitive ou lorsqu'il a été expulsé dans l'intestin.

Les accès peuvent n'être que de quelques

minutes ou persister pendant douze, seize heures et même plusieurs jours de suite.

Mme V..., d'abord traitée par le Dr Garseaux, a eu presque constamment, pendant six mois de suite, des coliques hépatiques. Elle avait maigri de 56 livres. C'était un véritable squelette, à son arrivée à Vichy en 1884 ; on avait même peur qu'elle ne pût pas faire le voyage. A peine eût-elle commencé à boire à la Grande-Grille et à prendre des bains demi-minéralisés à l'établissement Lardy, que les crises cessèrent comme par enchantement. L'appétit revint, l'embonpoint aussi, à tel point que le mollet de la malade avait gagné dix centimètres de tour, après un séjour de *deux mois*. Pas un incident pénible, pendant ce temps, ni depuis.

Mme V... est revenue à Vichy, en 1885, par prudence ; elle continue à bien se porter et n'a pas éprouvé le moindre phénomène douloureux.

J'ai été frappé bien des fois de l'influence des approches de la ménopause, sur la production des coliques hépatiques. J'ai reçu quantité de dames, de 35 à 45 ans, qui, à chaque retour des règles, étaient prises. Comme la cure alcaline avance généralement la période menstruelle, ces malades la traversent presque toujours à Vichy même, sans voir revenir la crise redoutée. Les moins favorisées obtiennent comme minimum plusieurs mois de répit, d'où la nécessité de répéter le traitement et de boire de l'eau transportée, jusqu'à guérison complète. Cette dernière se produit au plus tard lorsque le cap de l'âge de retour est franchi.

L'ictère catarrhal, qui est consécutif à une cholécystite, c'est-à-dire à l'inflammation des conduits excréteurs de la bile, inflammation le plus souvent secondaire et résultant presque toujours d'une irritation plus ou moins vive de la partie supérieure de l'intestin, du duodénum, peut s'accompagner de phénomènes douloureux, analogues à la colique hépatique. Vulpian et d'autres ont démontré qu'il peut se former, dans ces cas, une sorte de bouchon muqueux, qui oblitère les conduits excréteurs à la façon des calculs biliaires.

Généralement, il est très facile de reconnaître les calculs hépatiques ; il n'en est pas de même de la gravelle biliaire ou, du moins, il existe, dans ce dernier cas, des causes d'erreur auxquelles les plus expérimentés peuvent se laisser prendre, pour peu que leur examen laisse à désirer. Diverses substances, les graines et les pépins de certains fruits et en particulier du raisin, des figues, des fraises, des framboises, peuvent parfaitement simuler la gravelle; pour peu que le sujet ait eu autrefois des coliques hépatiques ou que l'émission des graines coïncide avec une indigestion, avec des douleurs gastro-intestinales, on est facilement porté à attribuer au foie un rôle qu'il n'a pas en réalité.

Le côté répugnant des recherches fait que

le médecin s'en rapporte souvent au malade et ne cherche nullement à contrôler ses observations, lorsque celui-ci vient lui dire qu'il a rendu des petits calculs biliaires. L'erreur devient surtout facile lorsque l'expulsion a lieu longtemps après l'expulsion des produits ingérés. Il ne faut pas oublier en effet que ceux-ci peuvent séjourner des semaines et des mois dans le tube digestif, et qu'ils sont parfois expulsés spontanément, sans qu'on puisse dire d'une façon précise pourquoi ils ont été retenus et pourquoi ils sont entraînés au dehors. Selon toute vraisemblance, il doit se produire une sorte d'enchatonnement de ces corps étrangers dans une anse ou dans un repli de l'intestin, à l'instar des calculs vésicaux.

Le lavage avec le tube Faucher a même fait découvrir des dépôts analogues dans l'estomac. M. Dujardin Beaumetz a rapporté plusieurs observations de ce genre. Il avait cru à une tumeur suspecte et il ne fut pas peu étonné de voir apparaître des noyaux et des graines non désagrégés, dont la présence remontait à un an ou deux. Leur agglomération, qui offrait des bosselures, avait fait soupçonner un cancer qui disparut de la façon la plus heureuse, sous l'action de lavages répétés.

L'expulsion des simili-graviers, lorsqu'elle s'accompagne de gastralgie, rappelle d'une façon assez trompeuse le tableau de la colique hépatique. Cette dernière offre d'ailleurs des formes frustes, qui se confondent plus ou moins avec la gastralgie proprement dite.

Le diagnostic devient embarrassant, surtout chez les gros mangeurs, chez les sujets de race goutteuse, qui éprouvent facilement des pesanteurs, des douleurs sourdes vers l'hypocondre droit et un peu de subictère. Il importe alors de prévenir la fluxion irritative du foie, en recommandant la sobriété. La nature semble, du reste, avoir indiqué le remède, car l'inappétence est le premier trouble fonctionnel lié aux maladies du foie.

On a proposé de désigner sous le nom de *coniase* biliaire (κονία, poussière) les dépôts pulvérulents qui précèdent la gravelle biliaire proprement dite, ou coïncident avec elle. Les détritus biliaires sont parfois si ténus, si abondants, qu'on s'explique la nécessité d'un mot spécial pour les nommer. J'en ai observé pour mon compte un cas tout à fait remarquable.

Il s'agit d'un malade, M. M..., qui a été d'abord soigné à Cambrai par le Dr Timal, et a rendu, dans l'espace de quelques mois, la quantité fabuleuse de trois à quatre verres à bordeaux de sables biliaires.

A côté d'éléments biliaires parfaitement définis, on y rencontre des débris végétaux de diverse nature. Voici d'ailleurs l'analyse qui en a été faite par un chimiste très compétent, M. Gautrelet, ancien pharmacien de l'Hôtel-Dieu :

PROPRIÉTÉS ORGANOLEPTIQUES.

1° Poussière grisâtre, à points noirs,

blancs et jaunâtres, accompagnés de parties filamenteuses.

Odeur assez forte et fécale.

PROPRIÉTÉS CHIMIQUES.

Insolubilité absolue dans l'eau.

Solubilité partielle dans l'éther, dans l'alcool (à chaud).

Le résidu après évaporation n'est point cristallisé.

Pas de coloration par l'acide azotique.

Précipité par le sulfate de soude, avec le soluté azotique ; avec le sulfate de chaux (précipité blanc); avec le nitrate d'argent (précipité jaune).

Coloration violette avec l'acide sulfurique et le sucre.

Précipité ocre par l'ammoniaque avec le soluté alcoolique.

Les éléments constatés au microscope sont les suivants : hématies, leucocytes, gouttelettes graisseuses, xanthine, cholestérine, cellules épithéliales et débris divers, débris pileux, débris végétaux, ferments divers.

Ces détritus fécaux sont donc formés :

1° D'une masse d'acides biliaires, auxquels viennent s'ajouter un peu de cholestérine et de xanthine ;

2° De carbonates terreux, chaux et magnésie ;

3° De phosphates tricalciques ;

4° Des éléments sanguins ;

5° De gouttelettes graisseuses ;

6° De cellules et débris épithéliaux, de débris végétaux et pileux.

Le malade a eu pendant quatre mois des douleurs hépatiques atroces, il a rendu un gros calcul et a offert des accès intermittents de fièvre, avec frisson, chaleur et sueurs consécutives.

A son arrivée, en septembre 1884, M. M... était jaune, émacié, à bout de forces ; le foie était augmenté de volume, l'appétit nul et les digestions très laborieuses. Après quelques incidents sans importance et au bout d'un traitement de vingt-cinq jours à Vichy, tout était rentré dans l'ordre.

Le malade est revenu en 1885, il a engraissé, repris un teint normal ; il a rendu encore au printemps quelques sables biliaires, mais sans douleurs, et continue, dit-il, « à faire l'étonnement de ceux qui l'avaient cru perdu. »

Dans cette observation, que j'ai dû écourter, pour ne relever que les traits essentiels, il faut retenir l'action énergique de la cure alcaline sur l'appareil hépatique.

Chez un autre malade, M. J... (de Saint-Cloud), qui avait d'abord été traité par MM. Hardy, Dujardin-Beaumetz et son médecin habituel, le Dr Surre, il a suffi d'un mois pour réduire un engorgement du foie avec ictère, tellement développé qu'il remplissait la plus grande partie de la cavité abdominale droite.

Avec le crayon, on pouvait constater au jour le jour la diminution progressive de cet organe, qui était dur et bosselé, au point que M. Dujardin-Beaumetz avait d'abord pensé, dans les premiers moments de son examen, à une tumeur cancéreuse.

Pour ces deux malades, la résurrection a été aussi complète que rapide.

*
* *

Tout me porte à croire que la gravelle biliaire est plus fréquente qu'on ne le croit généralement. On la décèle facilement en ayant soin de se servir d'un tamis très fin, sur lequel on fait passer un courant d'eau. A l'inverse des concrétions biliaires et des calculs proprement dits, qui ne surnagent pas lorsqu'on les jette dans l'eau, même lorsqu'ils sont exclusivement composés de cholestérine (à moins qu'ils ne soient desséchés), les petits graviers et les sables biliaires ont une tendance à flotter facilement entre deux eaux, lorsqu'on agite le liquide qui les contient.

Au repos, en revanche, ils gagnent le fond du récipient.

Il ne faudrait donc pas conclure, en voyant une certaine quantité de détritus déposés sur le fond d'un tamis, placé lui-même dans un baquet d'eau, qu'il n'existe pas de sables biliaires. Dans bien des cas, il suffira d'imprimer une légère secousse pour voir apparaître et remonter à la surface de petits corpuscules, dont la couleur dominante est le jaune verdâtre plus ou moins foncé, la teinte même de la bile.

Dans les cas douteux, l'examen microscopique et les réactions caractéristiques, décelées par l'analyse, aideront à dissiper tous les doutes.

La disposition cristalline, qui est si évidente dans certains calculs, se retrouve fréquemment dans les moindres dépôts biliaires, même ceux qui sont à peine visibles à l'œil nu.

Le fait n'a rien de surprenant lorsqu'on songe que la cholestérine forme à elle seule un grand nombre de concrétions biliaires et entre dans la composition de presque tous les calculs qui sont complexes. Or, c'est à la cholestérine que ces calculs doivent leur aspect cristallin à l'intérieur ; elle joue un rôle à peu près identique, par sa prédominance, à celui de l'acide urique dans la formation des calculs vésicaux.

La cholestérine se présente surtout sous forme de tablettes rhomboïdales ; lorsqu'elle est associée à la chaux, elle offre l'apparence d'aiguilles à deux pointes légèrement arquées.

Je ne terminerai pas sans rappeler qu'il n'y a pas de rapport absolu, entre les dimensions des dépôts biliaires et l'intensité des symptômes douloureux, qui en révèlent la présence.

Il est naturel de penser à une angéiocholite et à une cholécystite, pour expliquer la douleur qui accompagne l'expulsion des gros calculs ; mais on a peine à comprendre comment des dépôts à peine visibles peuvent entraîner une phlegmasie intense, des phénomènes ictériques et irritatifs presque identiques.

Je sais bien qu'on a admis la possibilité de névralgies du plexus nerveux du foie, en dehors de l'action irritante de toute concrétion, sous l'influence d'ingesta âcres, tels que les spiritueux, les épices ; mais nous ignorons si, dans le cas qui nous occupe, la névralgie doit être mise en cause, de même que nous ne savons pas quelles sont les circonstances qui modifient l'élimination de la cholestérine et en opèrent la précipitation.

Nous nous retrouvons en face de toute une série de problèmes, de points d'interrogation que l'avenir résoudra probablement, mais au sujet desquels nous ne pouvons faire aujourd'hui que des suppositions plus ou moins vraisemblables.

La première indication du traitement de la colique hépatique est d'engourdir la douleur, de remédier à l'exaltation sensitive des papilles nerveuses que l'on remarque dans les canaux biliaires, aussi bien qu'à la contraction spasmodique des fibres musculaires lisses des canaux.

Les injections hypodermiques des sels de morphine répondent à ces deux éléments, sensibilité et contraction, et produisent une détente favorable à l'élimination des corps étrangers.

M. Beaumetz recommande d'associer l'atropine à l'opium et conseille la formule suivante :

Chlorhydrate de morphine.............	0,10
Sulfate d'atropine....................	0,01
Eau distillée de laurier cerise..........	20 gram.

La seringue pleine renferme ainsi un demi-centigramme de morphine et un demi-milligramme d'atropine.

Quelques personnes ont l'habitude de s'administrer elles-mêmes ces injections ou de se les faire administrer par leur entourage : nous leur donnerons quelques conseils à ce sujet.

Il y a tout avantage à se servir de solutions concentrées : celles qui sont très étendues (au centième, au cent cinquantième, par exemple) sont seules douloureuses.

Les injections hypodermiques, pratiquées avec une solution au vingt-cinquième ou au trentième, ne causent de douleur que si on les fait avec des aiguilles mal entretenues ou insuffisamment acérées, ou bien si l'on hésite en enfonçant l'aiguille dans les tissus. Il faut pincer fortement la peau et faire pénétrer l'aiguille d'un seul coup et très rapidement ; dans ce cas, la douleur est nulle, à la condition que l'aiguille ne soit pas émoussée.

Pour éviter le malaise et les nausées qui accompagnent presque toujours les premières injections, il faudra que le patient garde le repos le plus absolu. Au reste, ce malaise ne reparaît plus après quatre ou cinq injections, et ces petites opérations, au bout d'un certain temps, semblent ne plus avoir aucune action sur la digestion; il sera d'ailleurs bon de n'y avoir recours que lorsqu'elle sera à peu près terminée.

Il vaut mieux faire l'injection *loco dolenti;* mais cela n'est pas indispensable : lorsqu'elle est faite au point douloureux, la douleur cesse avant que le malade éprouve les effets généraux de la morphine; lorsqu'au contraire, elle est faite sur un autre point, les effets généraux précèdent la cessation de la douleur locale : mais tous ces effets se succèdent avec une grande rapidité, puisqu'au bout de trois ou cinq minutes, tous les deux se sont produits : le mode opératoire est donc peu important.

Quelques médecins ont obtenu avec de simples injections d'eau ordinaire, des phénomènes de sédation aussi accentués que ceux qui accompagnent l'emploi des préparations de morphine.

L'innocuité absolue de la substance employée et les résultats obtenus nous engagent à appeler sur les injections d'eau toute l'attention de nos lecteurs. On peut toujours commencer par là.

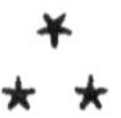

Plusieurs confrères estiment que la souffrance est nécessaire à l'expulsion des concrétions hépatiques ou rénales ; pour eux, toute intervention dans le but de soulager le patient arrête et entrave leur élimination. Sans vouloir mettre complètement en doute une opinion qui me paraît peu fondée, je continuerai à croire, jusqu'à nouvel ordre, qu'il y a beaucoup plus d'avantages que d'inconvénients à calmer la douleur : le médecin doit toujours soulager, lorsqu'il ne peut pas guérir.

En dehors des injections, le calme pourra être obtenu avec un lavement de chloral (deux ou trois grammes dans un verre de lait additionné d'un jaune d'œuf), par quelques inhalations de chloroforme (en mettre une vingtaine de gouttes sur un mouchoir et revenir à la charge, par intervalle, de façon à produire une certaine anesthésie), par les cataplasmes laudanisés, les grands bains, les boissons glacées, etc.

Les capsules d'éther et de térébenthine, qui ont remplacé l'ancien remède de Durande, paraissent moins agir comme lithontriptique que comme antispasmodique. Cette dernière influence est d'ailleurs moins sûre que pour les médicaments désignés plus haut.

Je n'ai pas à insister d'avantage, attendu que la crise hépatique n'est que l'effet de la lithiase qu'on vient traiter à Vichy. C'est à la cause qu'il faut premièrement s'adresser.

Les eaux de la *Grande-Grille*, administrées *intùs* et *extrà*, n'agissent certainement pas d'une façon immédiate sur les calculs déjà formés, pas plus que les prétendus lithontriptiques, jadis si vantés (on ne saurait admettre rationnellement une dissolution pure et simple) ; mais elles préviennent leur accroissement et la formation de nouveaux corps étrangers ; elles augmentent la fluidité de la bile, condition bien propre à entraîner les grumeaux cholestériques ou autres, qui peuvent se trouver dans les voies biliaires, et les malades perdent consécutivement la fâcheuse aptitude qu'ils avaient contractée.

M. Ritter a constaté, d'après l'analyse de six mille échantillons, qu'en général, les parties externes du calcul sont plus riches en cholestérine, et que le noyau est la partie la mieux fournie de sels inorganiques.

Cette donnée est importante, si on la rapproche de cette autre, savoir : que la cholestérine est insoluble dans les alcalis. L'action des eaux de Vichy serait alors considérablement atténuée, mais non inefficace, comme on l'a dit. La cure alcaline serait, au contraire, très utile, dans les cas où la cholestérine est réunie au centre ou disséminée en paillettes, à travers les matières colorantes, car, alors, sous l'influence du bicarbonate de soude, les composés organiques à base de chaux sont transformés en composés alcalins solubles, qui ne se déposent pas, et le calcul cesse de s'accroître. Il y a plus, le calcul déjà formé peut se désagréger peu à peu, par suite de l'action des alcalins sur les matières colorantes qui en sont comme le ciment.

En faisant des réserves plus haut, nous songions à l'action éliminatrice des eaux, à l'impulsion donnée aux oxydations organiques par le traitement alcalin. Il en résulte une diminution dans la quantité des matières grasses inutilisées, et, par suite, une diminution dans la production de la cholestérine.

« Que la théorie chimique soit juste ou erronée, ajouterons-nous avec M. Hirtz (*Nouv. dict. de médecine et de chirur. pratiques*, p. 598, T. A.), que les exsudats interstitiels ou cellulaires du foie deviennent ou non solubles, que la bile devienne plus fluide et plus abondante, que le mucus vésical, ciment habituel des calculs, se dissolve en réalité, nous n'avons aucune raison de le nier; nous inclinons même à le croire.

Mais ce que nous croyons surtout, c'est qu'un grand nombre d'engorgements du foie, les infiltrations graisseuses surtout, se résolvent sous l'influence des eaux de Vichy, c'est que *la diathèse calculeuse diminue* (voilà le point capital) et peut se dissiper sans que les calculs tout formés se dissolvent ; ce que nous savons enfin, par notre propre expérience, c'est que beaucoup d'ictères chroniques, liés au catarrhe des voies biliaires, se guérissent par la même médication. »

On ne retrouve nulle part, de l'avis de Vigla, des ressources aussi efficaces :

« Mon opinion, dit-il, sur la cure de Vichy, pour les coliques hépatiques, est, qu'aucune eau, pour quelque maladie que ce soit, ne présente une efficacité aussi grande. »

Tous les observateurs sont unanimes sur ce point.

Les recherches de MM. Martin-Damourette et Hyades (*Acad. des sciences*, 1880) ont mis en lumière l'action non douteuse des alcalins, sur l'augmentation du chiffre de l'urée sécrétée en 24 heures, et, par cela même, leur action sur le foie, considéré comme l'organe le plus actif de la formation de cette urée.

M. Beaumetz, parlant de l'action de Vichy, dans ses leçons de thérapeutique (*Traitement des maladies du foie et des reins*, p. 34), dit ceci : « Oui, la sécrétion de la bile n'est peut-être pas augmentée, mais les alcalins, en modifiant les fonctions de nutrition, en régularisant les fonctions digestives, en calmant les inflammations de la muqueuse duodénale, en agissant sur la circulation du foie et en modifiant la bile, les alcalins, dis-je, ont une action manifeste sur l'excrétion de la bile et sur la glande hépatique. »

Il est constant qu'après une ou deux saisons, les malades ont généralement plusieurs années d'immunité. Mais il importe qu'ils reprennent ce traitement et qu'ils le suivent de nouveau, à la première atteinte du mal.

Carlsbad, Vittel et d'autres stations qui réclament les coliques hépatiques, ne sauraient rivaliser avec Vichy, à ce point de vue.

L'alimentation végétale doit être préférée à l'alimentation animale ; on peut même prendre au réveil, pendant plusieurs semaines, 120 grammes de suc d'herbes (laitue, chicorée, pissenlit) additionnés de 5 grammes d'acétate de potasse ; on peut user avec profit de tous les légumes de saison, épinards, laitue, chicorée, artichauts cuits, topinambours, carottes, panais, patates, asperges, haricots verts, petits pois, pommes de terre, radis, choux, cresson, romaine, escarole, mâche, pissenlit, etc.

Tous les fruits peuvent être journellement servis ; une cure de raisins est bien indiquée.

Les olives, amandes, noix, noisettes, pistaches ne devront être que tolérées ; mais il ne sera nullement nécessaire de se donner des indigestions de *carottes*, mets exploité de temps immémorial par la gent hôtelière.

Ces enfants de l'Auvergne, race économe, en sont arrivés à persuader aux étrangers que la carotte est un remède salutaire des affections du foie, et ils profitent de cette crédulité absurde, pour en surcharger leurs tables. Je comprends que certains convives puissent se trouver en effet soulagés, en voyant quelque chose de plus jaune qu'eux, mais pour le reste des mortels, il serait bien temps de mettre fin à cette antique supercherie.

Les malades éviteront les substances grasses, les farineux, les pâtisseries, les fromages avancés, les mets épicés, les repas trop copieux, l'oseille, les tomates, les poissons et les crustacés difficiles à digérer, les champignons et les truffes; ils devront, par un exercice régulier, activer les mouvements de composition et de décomposition organique. L'exercice est d'autant plus indiqué ici, que la vie sédentaire, le repos forcé, semble être l'une des causes les mieux démontrées de lithiase biliaire. Les voyages et les déplacements peuvent même devenir nécessaires.

On ne saurait trop proscrire les alcooliques, le café et les liqueurs fermentées : tandis que le vin et la bière ont peu de tendance à produire les maladies du foie, l'alcool, pris sous forme de liqueurs spiritueuses, se montre, au contraire, très délétère sous ce rapport.

Lorsque l'ictère persiste et entraîne des démangeaisons pénibles, le massage et les bains de vapeur calment momentanément ce prurit désagréable. Les diurétiques et le lait favoriseront l'élimination de la matière colorante et des sels biliaires.

IMPALUDISME CHRONIQUE, ENGORGEMENT, HYPERTROPHIE DE LA RATE.

Les manifestations de l'impaludisme que nous avons à traiter le plus souvent à Vichy, ne se sont développées qu'à la suite d'accidents fébriles plus ou moins prononcés, et on les observe chez des personnes que leur profession a obligées de séjourner momentanément dans des pays marécageux.

L'indigène de ces contrées est beaucoup moins exposé aux accidents aigus ; mais cette espèce d'immunité est compensée par un autre mode d'impression morbide, qui s'accuse par une déchéance, par une altération profonde de l'organisme. L'intoxication paludéenne paraît avoir des racines plus profondes dans l'économie et elle est plus rebelle au traitement.

Le sang s'altère sous l'influence du miasme paludéen, les globules rouges diminuent et les organes hématopoiétiques, la rate, les glandes lymphatiques, primitivement atteints, ne peuvent plus concourir à leur formation ; il y a augmentation dans la destruction et diminution dans la reconstitution des globules.

Concurremment, on observe parfois une augmentation notable des globules blancs ou leucocythes.

La proportion de l'albumine diminue, et comme le sang a perdu sa plasticité, qu'il est plus fluide, ces deux circonstances contribuent pour une large part au développement des œdèmes, des hydropisies que l'on observe si fréquemment à la suite des fièvres d'accès.

Ces altérations du sang nous rendent compte des dégénérescences viscérales, de l'anémie, de la cachexie profonde, qui sont la caractéristique de la maladie paludéenne.

Des congestions viscérales se produisent habituellement pendant le premier stade de frisson ; le sang éprouve un mouvement de concentration vers le centre et se porte vers les organes profonds.

De là les engorgements, les hypertrophies de la rate et du foie.

L'engorgement splénique est le plus souvent un état aigu, caractérisé par l'augmentation de volume de l'organe, par la grande quantité de sang coagulé qu'il contient, par la diffluence de son tissu.

L'hypertrophie, plus immédiatement liée à la cachexie palustre, est, par contre, une lésion chronique dans laquelle l'organe acquiert un volume encore plus considérable. Elle ne se constitue définitivement qu'après une série d'accès, et ne peut revenir sur elle-même que par une longue apyrexie.

La rate ne s'engorge pas dans toutes les fièvres intermittentes ; on voit en outre très fréquemment des engorgements considérables se développer lentement sans qu'il ait jamais existé de pyrexie.

Cela se voit surtout chez les personnes qui séjournent dans des contrées marécageuses et qui vivent d'ailleurs dans des conditions hygiéniques déplorables.

L'hypertrophie a une marche lente et essentiellement chronique : ce n'est, en effet, qu'au bout de plusieurs mois, d'une ou de plusieurs années, que la rate acquiert des dimensions énormes.

Si dans certains cas la rate peut avoir un volume considérable, sans exciter aucun trouble bien marqué dans l'économie, le plus souvent les malades perdent peu à peu leur embonpoint et leurs forces ; les muqueuses se décolorent, et, tôt ou tard, il se forme un épanchement séreux.

Le plus souvent, le poids de la tumeur détermine un malaise, une tension dans l'hypocondre gauche, qui augmente dans les mouvements et dans la marche.

Grisolle ne pense pas que la rate hypertrophiée puisse revenir à son volume normal : « Une altération aussi profonde ne peut pas, dit-il, se résoudre en quelques jours, ni même en quelques semaines, à supposer même qu'elle soit curable, ce qui est encore fort contestable. »

Il y a là une distinction importante à faire. Nous ne pensons pas que la rate puisse reprendre ses dimensions habituelles dans l'hypertrophie avec ramollissement et dans l'hypertrophie avec induration, avec développement de la trame fibro-musculaire et dégénérescence lardacée.

Mais il ne saurait en être de même dans l'hypertrophie simple, où l'organe conserve sa coloration, sa densité et sa texture spongieuse. La rate, dans ce cas, pourra revenir sur elle-même, si on soustrait le malade aux influences méphitiques et s'il suit rigoureusement le traitement que nous allons indiquer.

L'efficacité de la médication thermale alcaline est d'une notoriété si populaire, que les malades du Nivernais et du Berry, du Bourbonnais et de l'Auvergne, où les fièvres intermittentes sont endémiques dans certaines localités, ne manquent jamais d'aller chercher, soit à Pougues, soit à Vichy, la guérison des accidents consécutifs à l'empoisonnement miasmatique. Ici, dit Trousseau, la notoriété publique est d'accord avec l'observation médicale.

Une nouvelle preuve que nos eaux ne débilitent pas, c'est que nous les prescrivons avec profit à ces malades dont le sang est si évidemment appauvri. Cela n'a rien d'étonnant, lorsqu'on se souvient de l'heureuse influence de l'eau de Vichy sur les phénomènes de la digestion, qui est si profondément troublée dans la cachexie palustre.

Le sel arsenical contenu dans les eaux a une action incontestable sur le parenchyme splénique.

Avec l'amélioration sensible qui se produit du côté de la nutrition et de l'assimilation, on peut dire que l'organisme reçoit beaucoup plus qu'il ne perd.

Au reste, nous pensons que les choses se passent ainsi, non seulement pour les affections du foie et de la rate, mais encore pour toutes les maladies que l'on traite à Vichy.

Sous l'influence du traitement thermal, l'appétit est augmenté, les digestions laborieuses deviennent faciles, les phénomènes de l'assimilation s'accomplissent sur une plus vaste échelle ; l'économie, non seulement emmagasine des éléments de résistance pour lutter contre la déperdition, mais encore elle acquiert des forces nouvelles, une activité plus grande.

Les douches locales fournissent aussi, contre la cachexie palustre et les engorgements des viscères qui l'accompagnent, une arme puissante.

Au dire du Dr Fleury (*Traité d'hydrothérapie*), les douches froides, en pluie générale, et les douches locales, guérissent non seulement les fièvres d'accès simples à l'égal du sulfate de quinine, mais encore triomphent des engorgements viscéraux.

Le traitement hydrothérapique aura une action d'autant plus prononcée, qu'il sera plus rapproché du début de la maladie.

Quand la congestion est peu prononcée, une petite douche froide, courte et à percussion légère, suivie d'une application générale, suffit pour ramener l'organe à l'état physiologique; mais lorsque la rate est le siège d'une hypertrophie ou d'une hyperplasie, il faut que la douche splénique soit plus énergique. Si le contact de l'eau froide ne peut être supporté assez longtemps par le malade, on fait intervenir la douche chaude avec la douche froide, soit pour combattre l'endolorissement de la région, soit pour exercer sur l'organe une action résolutive. (Beni-Barde.)

A la suite des explications qui précèdent

(p. 339), je puis répéter ce que j'ai signalé ailleurs, à savoir que les plus belles théories ne sont rien lorsqu'elles n'ont pas reçu la consécration expérimentale, et celle-ci a incontestablement plus de valeur que les hypothèses plus ou moins subtiles, forgées de toutes pièces, dans le recueillement du cabinet.

Je ne me mets donc pas en peine du mode d'action des eaux de Vichy, l'essentiel, pour les malades et pour le praticien, est que la pratique médicale ait consacré leur usage, et que leur emploi soit couronné de succès.

DIABÈTE SUCRÉ

On s'accorde de plus en plus à considérer le diabète sucré comme la conséquence d'une altération générale de la nutrition, dont la glycosurie n'est qu'un symptôme : le nom de glycosurie doit être réservé à la présence transitoire, dans l'urine, d'une certaine quantité de sucre. Ce phénomène passager n'offre que peu ou point de gravité, et l'on ne voit pas se dérouler à sa suite, la série des signes caractéristiques du diabète confirmé. Cette perturbation nutritive ne paraît pas être mise en jeu par une cause unique.

De volumineux ouvrages ont été publiés, dans ces derniers temps, sur la matière.

Il convient de citer tout particulièrement les cliniques du professeur Jaccoud, son article du *Nouveau dictionnaire*, le *Traité du diabète* de M. Lécorché, le *Traité* du professeur Bouchardat, les *Leçons sur le diabète et la glycosurie animale* de Claude Bernard, le *Traité du diabète* de Kussmaul et celui de Cantani (de Naples), l'article récent de M. Demange, dans le tome vingt-huitième du *Dictionnaire encyclopédique des sciences médicales.*

Je me contenterai de les résumer dans leurs points essentiels et de justifier l'importance du traitement alcalin.

*
* *

Quelques médecins admettent la présence constante d'une plus ou moins grande quantité de sucre dans l'urine normale, variable pour chaque individu.

Le plus habituellement, de quelques décigrammes seulement, elle pourrait atteindre un ou deux grammes sans qu'on soit en droit d'y voir un caractère pathologique, du moment où cette quantité, en dehors de toute précaution alimentaire, n'augmente pas et ne porte aucune atteinte à la santé générale.

Jusqu'ici, les moyens d'analyse dont nous disposions avaient été insuffisants pour démontrer d'une façon rigoureuse la présence du sucre dans l'urine *à l'état normal*. Külz (Pfluger's, *Archives*, t. XIII) a opéré sur une quantité d'urine qui n'était pas inférieure à deux cents litres, et il a pu y rencontrer des traces bien manifestes de glycose. Pavy est parvenu à retirer d'une grande masse d'urine un liquide qui réduisait la liqueur cupro-potassique et qui était susceptible de fermenter, en donnant naissance à de l'alcool et à de l'acide carbonique.

Ce qui est sûr, c'est qu'il existe normalement du sucre dans l'économie. Cette substance a deux origines : les aliments et l'organisme lui-même. C'est surtout au foie qu'est dévolue cette fonction glycogénique. En analysant comparativement le sang de la veine porte et des veines sus-hépatiques, dans l'intervalle des digestions, on constate que le sang sus-hépatique est plus riche en sucre que le sang porte. Donc, la transformation se fait dans le foie. Le sucre est très inégalement réparti dans l'organisme. C'est ainsi qu'il y a plus de sucre pendant la digestion que dans l'intervalle des digestions; plus de sucre dans le sang artériel que dans le sang veineux. Il faut toutefois faire exception pour la partie supérieure de la veine cave et du cœur droit; à ce niveau, il y a beaucoup plus de sucre que partout ailleurs, ce qui s'explique par le voisinage du foie, qui est la principale source de production de cette substance.

Le sucre étant moins abondant dans le système veineux que dans le système artériel, cela tient à sa disparition dans les capillaires, où il est assimilé.

Ce pouvoir que possèdent les éléments anatomiques de s'assimiler les substances sucrées est beaucoup plus grand qu'on ne le suppose généralement, puisqu'on peut injecter dans le sang des animaux des quantités relativement considérables de glycose, avant que ce produit soit assez considérable pour produire la glycosurie. Mais dès qu'il atteint 2 grammes 1/2 à 3 grammes, il passe dans les urines.

Lorsque le sucre est ainsi en quantité trop grande, il y a appel d'eau, dans la proportion de sept grammes d'eau pour un gramme de sucre. Le sang emprunte une partie de l'eau aux tissus qu'il traverse, et c'est cette déshydratation qui détermine la sensation de soif, la polydipsie. D'autre part, l'accroissement de la quantité d'eau contenue dans le sang augmente sa tension, et c'est alors que se produit la polyurie. La quantité des urines rendues augmente ou diminue avec le sucre.

Depuis la découverte établissant qu'on pouvait reproduire artificiellement la glycosurie, chez les animaux, en piquant le plancher du quatrième ventricule, à l'origine du nerf pneumogastrique, ou en galvanisant le bout central de ce même nerf, après sa section, on a successivement étendu le champ de la lésion nerveuse. A l'heure qu'il est, il est prouvé que la glycosurie expérimentale peut être provoquée par la lésion d'un grand nombre de points du système nerveux, tant central que périphérique.

Ces faits ont permis d'attribuer à une lésion nerveuse la glycosurie qui succède à des chutes, à des commotions, à des affections organiques du cerveau, à des accès de colère, à des émotions violentes, à des chagrins, à des maladies convulsives.

L'absorption de certaines substances, telles que l'oxyde de carbone, le chloroforme, le curare, etc., est aussi capable de produire la glycosurie.

Un grand nombre de médecins, M. Lécorché en tête, attribuent le diabète à une hypersécrétion glycogénique du foie, à une formation exagérée de sucre.

D'autres l'attribuent à un ralentissement de la nutrition, à un défaut d'oxydation.

M. Bouchard s'est fait le champion de cette conception pathogénique du diabète. Pour lui, sa condition préalable est un trouble nutritif d'origine nerveuse ou de toute autre origine, quelquefois acquis, le plus souvent congénital. Ce trouble consiste essentiellement en un ralentissement de la nutrition ; il peut rendre plus lente ou plus incomplète la transformation intra-organique des acides, de la cholestérine, des graisses, de la matière azotée et même du sucre et provoquer l'obésité, la lithiase biliaire, la gravelle, et enfin, quand l'élaboration du sucre sera viciée, le diabète. Il y a alors accumulation dans le sang du sucre non utilisé, fixation d'eau dans le sang, polyurie et glycosurie, déshydratation des tissus, soif, défaut de consommation d'oxygène, abaissement de température ; puis apparaissent les troubles nutritifs secondaires, albuminurie, azoturie avec ou sans polyphagie, phosphaturie, consomption. Enfin peuvent apparaître des désordres plus profonds ; les cellules anatomiques, modifiées dans leur constitution chimique, subissent plus facilement l'action des causes de destruction, leur puissance formatrice est viciée, les éléments de prolifération deviennent incapables de parcourir les phases successives de leur destinée normale, et l'on voit survenir les inflammations, les suppurations, les ulcérations, les caséifications et les gangrènes.

*
* *

S'il existe encore des divergences sur les origines et la nature du diabète, il ne saurait y en avoir sur ses manifestations multiples.

Du moment que le diabète étreint l'organisme et l'enserre de partout, on comprend, qu'à un moment donné, chaque appareil puisse être le siège de perturbations plus intimes, plus personnelles.

La déshydratation des tissus, d'une part, leur imprégnation de sucre, de l'autre, constituent une imminence de tous les instants :

vienne une occasion, il suffira d'un incident brusque, insignifiant en apparence, pour faire d'un homme presque valide un véritable malade.

L'iliade des maux qui menacent les diabétiques est telle, qu'on peut dire qu'ils côtoient constamment un précipice. Vulnérables à toutes les influences du dehors, leur existence est une lutte et presque un artifice. S'ils durent, et l'on en voit qui atteignent la longévité, c'est grâce aux soins minutieux dont ils s'entourent ; comme des avares, ils couvent leur trésor, et ne le dépensent qu'en petite monnaie.

Cette réserve n'est nullement exagérée ou inutile, car le poumon se prend à propos d'un coup de froid qui passerait inaperçu pour un homme sain ; des plaies interminables, la gangrène même succèdent à de légers traumatismes ; quelques repas déréglés avec abus des féculents suffisent encore pour faire perdre en un instant les bénéfices d'une amélioration péniblement obtenue.

D'après les observations de MM. Landrieux et Iscoveno, la sénilité donne au diabète des caractères spéciaux. Il se présente ordinairement sous forme d'accès diabétiques intermittents ou subintrants ; il s'accompagne fréquemment d'autres troubles d'assimilation, azoturie, albuminurie non rétractile, etc.

Les complications glycémiques sont moins fréquentes et moins graves qu'elles ne l'étaient autrefois, elles se montrent plus exceptionnellement dans la clientèle privée que dans les hôpitaux. Cela tient à la même raison. Jadis on ne connaissait pas le diabète comme aujourd'hui, il restait longtemps méconnu, par conséquent non traité ; ses ravages n'en étaient que plus foudroyants. C'est ce qui arrive encore pour les individus débilités qui ne se soignent qu'à la dernière extrémité.

Les gens du monde, au contraire, se mettent en garde, tant au point de vue du régime que du traitement spécial, dès que quelques signes, dont la connaissance est devenue usuelle, viennent leur donner l'éveil.

En dehors de la polydipsie, de la polyurie, des taches poisseuses du linge, les manifestations cutanées constituent des complications courantes, dont l'apparition entraîne presque inévitablement un diagnostic précis et par suite une conduite en rapport avec cette découverte.

Le prurigo, le lichen, le muguet, l'herpès, l'eczéma, etc., se rencontrent sur les téguments des diabétiques ; toutes ces dermopathies peuvent entraîner promptement l'érysipèle, le sphacèle et le phagédénisme, mais le furoncle et l'anthrax se voient bien plus souvent, et, comme ils sont presque toujours précoces, ils prennent une signification et une importance réelles.

On a donné le nom de diabétide à « une dermatose diabétique affectant la modalité eczémateuse » (Fournier). On la nomme diabétide parce qu'elle est le produit du diabète, de même qu'on nomme syphilides les éruptions qui dérivent de la syphilis, scrofulides celles qui naissent de la scrofule.

Le Dr Hermet a présenté à la Société médicale de l'Elysée (3 mars 1885) un moulage de diabétides du pavillon de l'oreille. Il affirme qu'à l'inverse des diabétides génitales, qui sont encore plus tenaces à guérir qu'un eczéma ordinaire, celles du pavillon disparaissent en peu de temps. Dans le cas de M. Hermet, sous l'influence du régime et de cataplasmes de fécule, les croûtes tombèrent d'abord, laissant à leur place des surfaces sanguinolentes qui se séchèrent rapidement à leur tour.

La nuque est le siège de prédilection de l'anthrax ; l'aspect de celui-ci est vineux et cyanosé, ce qui le distingue de l'anthrax ordinaire, qui a davantage l'aspect inflammatoire. Il est également plus diffus et cette tendance avait porté Demarquay à nier l'anthrax diabétique, pour n'admettre que des phlegmons gangréneux. Cette aggravation funeste se montre très facilement en effet et on doit toujours la redouter.

L'anthrax des joues, heureusement rare, a le grand inconvénient d'entraîner d'ordinaire de la phlébite de la face et des accidents cérébraux.

Il est bien évident que la répétition des anthrax est de mauvais augure. On est un peu revenu de la sévérité exclusive qui proscrivait, en pareil cas, l'intervention chirurgicale ; c'était vraiment le *noli me tangere*. On opère plus volontiers, de nos jours, bien que la circonspection n'ait pas cessé d'être de commande.

Presque toujours inutile dans l'anthrax furonculeux, l'intervention chirurgicale est souvent nécessaire dans l'anthrax diffus.

Malgré la gravité plus grande du phlegmon diabétique, la méthode des larges incisions présente autant d'avantages que dans le phlegmon diffus ordinaire. La principale complication est le sphacèle des bords de la plaie ; il empêche rarement la guérison, la cicatrisation est seulement un peu retardée.

Les terreurs anciennes étaient légitimées par la crainte de la gangrène : celle-ci se greffe avec la plus grande facilité sur les tissus enflammés. Elle peut encore succéder à une obturation artérielle, à une irritation locale ; elle s'accuse alors par plaques aux extrémités, comme dans la gangrène sénile et prend facilement une marche expansive, surtout dans la période ultime.

La gangrène superficielle ne met généralement pas la vie en danger, et la guérison est la règle.

La gangrène profonde des extrémités est presque toujours funeste ; elle est la dernière expression de l'état glycémique.

Enfin, jusqu'à présent on ne connaît pas de cas de guérison de gangrène pulmonaire diabétique.

En signalant les complications du diabète par ordre de fréquence, je dois tout d'abord indiquer celles qui portent sur le tube digestif et ses annexes. La langue est sèche, pâteuse, rude, âpre ; il y a de la prolifération épithéliale, de la gêne dans les mouvements de l'organe ; la parole est difficile, embarrassée, la salive visqueuse et *acide*, surtout avant les repas, le matin de préférence, et pendant l'intervalle qui sépare chaque digestion.

Ce dernier trait est typique : cette acidité, qui tient probablement à la décomposition de la glycose et à la formation de l'acide lactique, donne à l'haleine une odeur aigrelette qu'on n'oublie pas et qui a servi plus d'une fois à dépister la glycosurie ; son contact au niveau des commissures entraîne des exulcérations qui peuvent devenir le point de départ d'un érysipèle vraiment dangereux.

La gingivite expultrice qui en résulte entraîne la carie des dents et leur effritement ; elles se détachent en quelque sorte par miettes, et leur chute successive mérite d'entrer en ligne de compte. Elle a permis à M. Vulpian, qui rapporte le fait dans sa clinique de la Charité, de flairer le diabète chez une femme de son service, âgée de 48 ans. On méconnaissait son état, lorsque le savant professeur en voyant qu'il ne lui restait plus que trois dents, eut tout à coup l'idée d'examiner les urines de la malade. Les réactifs appropriés décelèrent promptement le sucre, et le diagnostic fut définitivement établi.

Il est assez singulier de constater que la carie commence presque toujours par la deuxième molaire et progresse d'arrière en avant ; une explication inattaquable fait défaut, mais cette fréquence est établie par tous les observateurs. On l'a attribuée avec quelque vraisemblance à la disposition anatomique du canal de Sténon, qui s'ouvre près des molaires.

Si nous examinons les autres parties des voies digestives, nous constatons des troubles dyspeptiques, de la constipation (la diarrhée ne se montre guère que dans la période ultime), une augmentation du volume du foie (28 fois sur 100), des lésions profondes du pancréas, qui coïncident plus spécialement avec le diabète maigre polyphagique, et une perte en assez grande quantité de matières grasses par les selles.

Ces constatations donnent crédit, une fois de plus, au courant scientifique qui tend à détruire l'unité pathologique du diabète. Tout porte, en effet, à croire qu'il n'a pas une cause unique, une lésion et une évolution constantes ; c'est un nom collectif qui désigne des états pathologiques multiples, reliés ensemble par un symptôme commun, la glycosurie.

Que les altérations auxquelles je viens de faire allusion soient légères ou profondes, elles constituent un nouvel élément d'adultération pour l'organisme. Son bilan de consomption se trahit en même temps par d'autres signes, par du prurit vulvaire, une irritation gênante de l'urèthre, le phimosis, la balano-pasthite, la chute des ongles devenus cassants, la perte des forces et de l'embonpoint, l'affaiblissement progressif de la vision, l'insomnie due à l'agitation et aux envies d'uriner, la suppression de la sueur, la diminution de la mémoire, des accès de narcolepsie.

La frigidité génésique est habituelle chez les diabétiques ; le désir est aboli, il y a impuissance par parésie des muscles caverneux et bulbo-caverneux ; la stérilité s'explique par la modification que subissent les zoospermes dans le milieu sucré. C'est une cause de regrets et d'ennuis, aussi bien qu'une source de révélations propres à dissiper les obscurités du début.

J'ai rencontré cependant un assez grand nombre de diabétiques qui s'acquittaient très convenablement de leurs devoirs conjugaux. Les femmes franchement diabétiques ne deviennent que *rarement* enceintes. La menstruation est habituellement difficile, irrégulière, parfois elle fait défaut (Seegen).

Il n'est pas étonnant qu'avec cela, le

caractère devienne irascible, que les malades soient prompts à se tourmenter outre mesure. Je me souviens d'un diabétique chez lequel le sucre avait disparu assez rapidement. Il refusait absolument d'y croire ; il affirmait que je m'étais entendu avec son gendre, médecin fort distingué, pour lui cacher la vérité. Nous fûmes obligés de lui recommander de se faire faire une analyse, à notre insu, pour le convaincre de l'amélioration obtenue.

Il existe une différence marquée entre la glycosurie légère de la grossesse et de la lactation et le diabète réel, qui survient à ce moment.

M. Matthews Duncan a pu rassembler 22 cas chez 15 femmes et fait voir la gravité de cette complication par rapport à la mère et à l'enfant. Des 22 grossesses, 4 se terminèrent par la mort de la mère. Sur 19 grossesses survenues chez 14 femmes : dans 7 cas, l'enfant, après avoir atteint l'âge viable, mourut pendant la grossesse ; dans 2 cas, l'enfant naquit faible et mourut au bout de quelques heures ; ce qui fait 9 morts sur 19 cas. Ces observations montrent que le diabète peut survenir pendant la grossesse, qu'il peut ne se montrer que pendant la grossesse, qu'il peut cesser en même temps qu'elle, qu'il peut survenir après l'accouchement, et enfin, lorsque la guérison s'est effectuée, qu'il peut ne plus se présenter dans les grossesses consécutives. En outre, elles nous font voir que la grossesse peut se produire chez les femmes diabétiques, que sa marche et sa terminaison peuvent ne pas être troublées par la maladie d'une façon appréciable, mais aussi que la gestation peut être interrompue par la mort du fœtus.

Pénétré de cette pensée que les excès vénériens prématurés jouaient un *certain rôle* dans la production du diabète, j'ai provoqué des aveux, et il m'a semblé que la perte de la virilité correspondait souvent à un abus précoce des organes sexuels. On dirait que la nature violentée prend sa revanche, à la fois sur l'organisme tout entier et plus particulièrement sur l'appareil reproducteur.

Le retentissement est d'ailleurs énorme sur tous les points des voies génito-urinaires : on observe des changements multiples dans les urines ; la glycose ne se montre plus seule, elle coïncide ou alterne avec l'azoturie, l'albuminurie, la phosphaturie, avec l'acide urique, l'inosite, la créatine, etc., etc. L'aldéhyde, l'acétone, les acides lactique, butyrique et acétique, qu'on a décelés accidentellement, sont dus, selon toute vraisemblance, à des fermentations rapides et à l'abus de l'alcool, éliminé d'abord en nature et se décomposant ensuite.

Ces singularités se rencontrent surtout dans les formes insidieuses et intermittentes du diabète ; celui-ci ne se montre alors qu'à la dérobée, qu'à certains moments, reparaît ensuite à des intervalles plus ou moins éloignés.

D'autres fois, ses allures chroniques se modifient brusquement et subissent une progression rapide, aiguë, dont l'issue est généralement funeste.

Cette marche suraiguë s'observe de préférence chez les enfants et les sujets jeunes ; ils peuvent de la sorte être rapidement emportés.

Il semble que la gravité du mal diminue avec l'âge. Après 50 ans, son pronostic devient plus bénin. J'ai donné des soins à des vieillards âgés de plus de 75, de 80 ans, et dont la glycosurie n'a presque pas varié pendant une vingtaine d'années. A la suite du traitement alcalin, le sucre disparaît en grande partie, puis il se montre de nouveau en plus ou moins grande abondance, pour diminuer avec la cure annuelle. Quelques précautions hygiéniques et diététiques suffisent pour maintenir cet état de choses, qui n'a réellement rien de pénible ni de grave.

L'albuminurie est plus fréquente que ne le croyaient nos prédécesseurs : pour Garrod, elle existe dix fois sur cent ; pour d'autres observateurs, cette proportion serait double et triple. Elle est souvent passagère et n'est point en rapport avec l'intensité de la glycosurie.

Je me hâte d'ajouter qu'on avait exagéré la valeur de cette complication. A en croire quelques auteurs, le diabétique devenu albuminurique serait menacé dans ses jours. Il n'en est rien, et la preuve, c'est que l'albuminurie qui dépasse rarement deux grammes par litre n'est pas due à des lésions rénales, comme l'enseignait Rayer ; elle trahit simplement un trouble consomptif. On ne constate pas de cylindres dans les sédiments urinaires, ni œdème, ni troubles cardiaques.

Je n'entends pas nier pour cela la néphrite parenchymateuse ; il en résulte naturellement une albuminurie plus intense (10 à 15 grammes par 24 heures, par exemple) ; mais celle-ci est distincte de celle dont je viens de parler.

M. Bouchard a montré que l'urine albumineuse des diabétiques donnait presque constamment un coagulum non rétractile ; la rétraction du coagulum ne s'observerait que dans les cas où le diabète est compliqué du mal de Bright. Cette albumine n'est donc point l'albumine du sang, mais une matière protéique provenant de la désassimilation viciée des éléments anatomiques, qui expulsent leur matière albuminoïde, sans lui avoir fait subir les transformations chimiques qui doivent l'amener à l'état de matière cristalloïde.

Lorsque la néphrite interstitielle se montre, elle s'explique par l'exagération fonctionnelle du rein. Elle peut entraîner de l'anurie, c'est-à-dire une véritable constipation rénale.

L'azoturie peut atteindre 80 grammes en vingt-quatre heures (Jaccoud). Un médecin allemand cite même le chiffre de 163 grammes pendant le même espace de temps. Il se produit généralement une sorte de balancement dans l'élimination de l'urée et de la glycose ; quand le chiffre monte d'un côté, il descend de l'autre.

L'azoturie se montre aussi bien chez les sujets gras que chez les individus maigres. Chez les premiers, l'embonpoint persiste tant que l'appétit est conservé ; l'amaigrissement ne survient que lorsque l'assimilation laisse à désirer : des digestions imparfaites disposent évidemment à la consomption.

La phosphaturie, qui entraîne un certain degré d'ostéomalacie, ne dépasse qu'exceptionnellement cinq et huit grammes par jour, au lieu de deux ou trois. Cette perte insolite prend tout de suite une signification considérable, quand on songe à l'importance des phosphates et à leur rôle dans la plupart des tissus, surtout dans les os et dans la substance cérébro-médullaire.

On a pensé qu'il y avait, dans ces cas,

une assimilation défectueuse des phosphates en général, et peut-être plus particulièrement de ceux qui sont destinés à la nutrition de l'élément nerveux lui-même. Ceux-ci, n'étant plus utilisés par le tissu qui devait les retenir, viendraient se joindre aux produits de l'excrétion urinaire, où l'analyse les fait retrouver. Pour M. Bouchard, la phosphaturie dépend bien plus de l'exagération de la désassimilation que de la quantité plus grande des aliments introduits.

Une pareille surélimination de phosphates est l'indice d'un haut degré d'affaiblissement. Les malades s'en plaignent amèrement et tombent dans une sorte de marasme et de découragement, dont il est difficile d'avoir raison. Ils se sentent vraiment amoindris et sont abattus à la moindre fatigue, par un simple déplacement de quelques centaines de mètres. Il faut alors user de tout son ascendant pour les secouer de leur torpeur et les empêcher de perdre complètement leur appétit, qui leur est plus nécessaire que jamais. Il est absolument indispensable de tenter une diversion et d'éloigner les idées tristes.

Les troubles de la vue de diverse nature, la cataracte demi-molle en particulier, peuvent compliquer le diabète. Les enfants sont atteints aussi bien que les grandes personnes.

Les auteurs spéciaux s'accordent à dire que la rétinite, ou mieux les hémorrhagies rétiniennes diabétiques surviennent toujours à une période avancée de la maladie, lorsque l'état du malade est grave et que le diagnostic de l'affection générale est fait depuis longtemps. M. Coursserant a cependant rapporté des observations à la Société de médecine pratique, dans lesquelles l'affection oculaire a été le premier accident qui aît attiré l'attention. Je croirais même volontiers qu'il doit en être souvent ainsi ; mais l'examen ophthalmoscopique des membranes profondes de l'œil n'est pas fait assez souvent, pour l'affirmer d'une façon positive.

Les autres désordres de l'œil sont constitués par de l'amblyopie à divers degrés et par une kératite.

Les troubles visuels sont d'abord légers et fugaces ; les objets semblent enveloppés d'un nuage, la lecture devient difficile ; quelquefois il y a de la diploplie, de l'amaurose. Ce sont là, probablement, des troubles d'innervation périphérique analogues à ceux que l'on observe vers la peau, les muscles ; mais si l'amblyopie persiste, devient grave, il faut penser avec de Graefe qu'elle s'est compliquée de lésion rétinienne ou cérébrale.

L'opération peut presque toujours être tentée avec profit, en fortifiant préalablement le sujet.

J'ai relégué au dernier plan, parce qu'elles mettent trop souvent un terme à la maladie, les complications thoraciques. Je dois citer tout d'abord la pneumonie lobaire, qui passe si facilement à l'état chronique, à la suppuration et à la gangrène. C'est ce qui prouve une fois de plus combien l'économie est disposée à des inflammations de mauvaise nature.

Le sommet se prend de préférence, et il suffit d'un point de départ futile pour qu'il en soit ainsi.

Il en est de même pour la broncho-pneumonie, pour la bronchite et l'œdème pulmonaire des diabétiques, qui ont une tendance à s'éterniser.

La tuberculose est la plus meurtrière des complications pulmonaires ; dix-huit fois sur cent, le diabétique finit de cette façon. La tuberculose se montre d'autant plus facilement que le sujet est plus jeune. C'est pour cela que des diabétiques goutteux qui ne sont pris que dans l'âge adulte succombent moins. M. Charcot a insisté sur ces données et a contribué à les vulgariser. Cette tuberculose tardive est la dernière expression de la misère physiologique. En général, elle est plus sèche, entraîne moins de crachements et de cavernes que chez les malades ordinaires ; l'haleine est moins fétide, les hémoptysies rares, l'expectoration tardive. En revanche, on trouve parfois des noyaux de gangrène autour des granulations.

Les crachats contiennent du sucre, comme la plupart des humeurs de l'économie ; il n'y a que peu ou point de fièvre ; lorsqu'elle se montre, la glycose disparaît.

Les sueurs ne coulent en abondance qu'au dernier degré de l'éthysie. Cette sécrétion exagérée est toujours un mauvais signe dans le diabète, car elle diminue l'excrétion urinaire et par suite celle du sucre qui se concentre de plus en plus. Sans doute, on peut trouver dans la sécrétion des glandes sudorifiques une proportion surabondante de sucre, comme l'a constaté Griesinger, mais cette élimination, même insolite, ne supplée jamais à celle du rein.

L'appétit est généralement conservé : c'est une circonstance assez caractéristique, qu'il faut mettre en parallèle avec les dégoûts et les écœurements des poitrinaires proprement dits.

La tuberculose des diabétiques marche par répits ; elle est promptement mortelle, lorsqu'elle galope avec brusquerie.

Les complications nerveuses sont constituées par des convulsions, des troubles de la sensibilité (anesthésies et hyperesthésies partielles), des névralgies, des convulsions d'apparence épileptiforme, des paralysies, du coma, de l'aphasie, des désordres notables dans les facultés intellectuelles, etc.

M. Worms a décrit une forme de névralgie spéciale, propre au diabète. Elle aurait pour caractères de siéger dans les deux branches symétriques d'un même nerf ; d'être beaucoup plus douloureuse que les autres névralgies ; de siéger de préférence dans les nerfs dentaires et sciatiques ; de ne pas céder au traitement habituel des névralgies (quinine, morphine, bromure, etc.). Des faits infirmatifs ont été publiés depuis ; ils contredisent surtout la fréquence de la symétrie.

On a vu quelquefois la sciatique s'accompagner d'une éruption d'herpès suivant à peu près les branches de distribution du nerf.

Il va sans dire que l'économie n'est frappée dans ses œuvres vives, dont l'encéphale est la plus haute représentation, que lorsqu'on touche à la fin.

L'envahissement foudroyant du coma mérite de nous arrêter. Richardson et Proust en ont publié des cas singuliers.

On a pensé, en pareille occurrence, à une intoxication urémique; mais l'explication ne tient pas devant les faits, il faut chercher ailleurs. Kussmaul a attribué avec raison ces terribles surprises à l'acétonémie, à l'apparition de l'acétone, qu'il a, en effet, décelée dans les urines. L'odeur de l'haleine rappelle alors celle du chloroforme.

Je n'insisterai pas davantage sur les complications du diabète. Il me suffira de les avoir signalées pour établir la nécessité d'un traitement assez énergique pour les prévenir.

Des méthodes thérapeutiques nombreuses ont été préconisées contre le diabète ; la règlementation du régime, avec suppression des féculents et des sucreries est généralement acceptée.

Il en est de même de la médication alcaline qui, « en dépit des critiques et de la difficulté d'expliquer son action, rend tous les jours de grands services à nombre de diabétiques. » (Demange, p. 640.)

Le bicarbonate de soude se trouve dans presque tous les traitements, et son emploi peut rationnellement se déduire de la plupart des théories qui ont déjà vu le jour.

Cet accord est d'un grand poids, parce qu'il est indispensable de remédier aux troubles digestifs et au défaut d'assimilation. « Des digestions insuffisantes ont toujours de la gravité et peuvent être le signal de l'amaigrissement et de la consomption finale. » (Demange.)

Ces indications s'imposent avec d'autant plus d'autorité, qu'il est plus urgent de prévenir l'amaigrissement et la déperdition des forces. Le diabète abandonné à lui-même s'aggrave presque fatalement.

J'ai cru qu'il serait bon d'invoquer l'autorité d'un homme compétent et étranger à la pratique thermale, en ce qui concerne les eaux de Vichy. J'emprunte donc les lignes qui suivent au *Traité du Diabète* du professeur Lecorché (G. Masson, p. 432, 1877) :

« Les effets des eaux de Vichy se font rapidement sentir. On peut les constater dès le deuxième ou le troisième jour de la cure : ils consistent d'abord dans des modifications chimiques de l'urine. L'urine, d'acide qu'elle était, devient rapidement alcaline. La polyurie diminue. Les mictions se modifient. Elles sont moins fréquentes la nuit, et se rapprochent de l'heure des repas, c'est-à-dire qu'elles reprennent à peu près leur caractère normal. En même temps, la soif et la sécheresse de la bouche disparaissent, et, dès la première semaine, parfois même dès les premiers jours, baisse la glycosurie. Elle peut même disparaître complètement. Le plus souvent, l'élimination du sucre persiste, mais dans des proportions moins grandes qu'à l'arrivée du malade. L'appétit devient plus considérable et le malade perd peu à peu le dégoût qu'il avait pour les aliments azotés.

« L'amélioration de l'état général, le retour des forces, du moral et du sommeil, suit de très près les changements subis par l'urine. Les eaux alcalines font, à n'en pas douter, disparaître tous les symptômes dus à l'intoxication sucrée ».

Et plus loin, M. Lecorché fait remarquer que l'action des eaux de Vichy, fût-elle passagère, n'en serait pas moins très utile à l'état ultérieur du malade, attendu que la glycosurie ne reparaît pas de suite avec la même intensité et qu'on peut, à l'aide d'un régime approprié, lui assigner des limites qui ne sont point incompatibles avec la santé : « Il suffit alors de revenir de temps à autre, à l'usage des eaux de Vichy, de recommencer une saison, pour prévenir les dangers d'une intoxication et ralentir la marche du diabète. »

Chaque nouveau traitement réalise pour nos malades la plupart des bénéfices que je viens d'énumérer. Ils quittent les bords de l'Allier, n'offrant plus dans leurs urines que des traces de sucre, alors qu'à leur arrivée la dose est quelquefois énorme.

Elle dépassait 600 grammes chez une de mes malades, mère d'un médecin, et dont un autre fils, chimiste, examinait quotidiennement les urines. Après un mois de traitement, il n'y avait plus que 30 grammes par litre.

Une pareille amélioration équivaut presque à une guérison. Il convient d'opposer ces heureux résultats à la navrante statistique de Griesinger, où, sur 88 cas, la durée de la maladie fut ainsi répartie :

Durée de 4 mois	1	fois
— de 4 à 6 mois	2	—
— de 6 mois à 1 an	13	—
— de 1 an à 2 ans	39	—
— de 2 à 3 ans	20	—
— de 3 à 4 ans	7	—
— 4 à 5	2	—
— 5 à 6	1	—
— 6 à 7	2	—
— 7 à 8	1	—
	88	fois

Nous ne constatons rien d'aussi décourageant à Vichy. Quantité de diabétiques reviennent régulièrement, depuis 15 ou 20 ans, et comptent bien y passer encore de nombreux étés.

Ce qui précède fixe, dans ma pensée, les limites de l'optimisme au sujet de la médication alcaline. Celle-ci est avant tout *palliative* ; elle n'est qu'exceptionnellement *curative*. Je ne compte que quelques cas de guérison persistante sur plusieurs centaines de diabétiques, que j'ai dirigés.

Nos eaux conviennent surtout aux diabétiques obèses, à ceux qui sont atteints de goutte ou de gravelle, sous l'influence en un mot de la diathèse arthritique. Il y aurait plus d'inconvénients que d'avantages à les administrer à des malades amaigris, épuisés par des hémorrhagies, des diarrhées prolongées ou dont le système nerveux ne possède plus que de faibles éléments de résistance.

Les diabétiques ne doivent pas être trop épuisés pour entreprendre le voyage, qui doit les conduire dans notre station. Un refroidissement pendant le trajet suffirait pour entraîner une pneumonie foudroyante. J'ai reçu en 1885 un diabétique, qui, depuis plusieurs mois hésitait à se rendre à Vichy; de la gangrène s'étant déclarée au pied droit, il se décida à partir. Son voyage fut accompagné de plusieurs contre-temps fâcheux. Il eut, entre autres choses, plusieurs hémorrhagies. Le lendemain de son arrivée, il était mort. Il serait probablement vivant encore, s'il était parti trois mois plus tôt.

*
* *

Le professeur Trousseau, dans ses cliniques, après avoir repoussé les diverses explications données par les chimistes, à propos de l'efficacité des alcalins dans le diabète sucré, conclut en proclamant les avantages de la médication alcaline.

« Les alcalins, dit-il, sont d'une incontestable utilité dans le traitement du diabète sucré. Ils agissent en tant que modificateurs puissants de l'appareil digestif, dont ils régularisent les fonctions ; ils agissent non en guérissant le diabète, mais en replaçant les malades dans des conditions particulières de nutrition, en vertu desquelles la production anomale, exagérée, du sucre n'aura plus lieu. »

Et plus loin, l'illustre professeur recommande l'usage des doses modérées et préconise l'exercice et l'hydrothérapie comme d'excellents moyens de stimuler les fonctions assimilatrices, en agissant sur les grands appareils de l'économie.

* * *

Dans une de ses leçons, M. Joffroy déclarait récemment que le bicarbonate de soude était indiqué dans le diabète. Pour lui, une cure à Vichy serait très utile, en raison surtout de ce que les malades prennent les alcalins dissous dans l'eau chaude, et que l'eau chaude diminue la quantité de sucre. Par ce seul fait, il recommande la Grande-Grille, de préférence aux Célestins. Ce dernier point mérite confirmation.

M. Bouchard, après avoir recommandé les eaux minérales alcalines, ajoute qu'il faut être très réservé dans l'emploi de ces moyens, dès qu'on constate l'apparition de l'azoturie. Il ne faut plus alors conseiller au malade qu'un exercice modéré ; il faut proscrire l'hydrothérapie. La valériane et l'arsenic paraissent devoir être exclusivement réservés à ces cas, où l'azoturie vient compliquer la maladie diabétique.

N'oublions pas cependant que, même dans le diabète azoturique, la période consomptive commence à s'accuser par des troubles digestifs. Les eaux de Vichy peuvent empêcher le malade de perdre son appétit et par suite de maigrir.

*
* *

La question des boissons est aussi très importante. Le sucre contenu dans le sang a besoin d'une quantité d'eau déterminée ; si vous ne fournissez pas cette eau au sucre par les boissons, il la prendra aux tissus, donnant lieu à des troubles de nutrition générale. Laissez donc vos malades boire à leur aise.

D'après le Dr W. Squire, l'eau additionnée de quelques gouttes d'acide phénique, employée en gargarisme, fait cesser la sécheresse de la bouche et de la gorge.

M. Martineau a prescrit avantageusement la préparation suivante : Dans le globe supérieur d'un appareil à eau de Seltz de la contenance d'un litre d'eau, on met un paquet de 15, 20, 30 centigrammes de carbonate de lithine et on ajoute une cuillerée à bouche de la solution ci-dessous :

Eau...............................	500 gr.
Arséniate de soude...............	0 gr. 20 c.

Sous l'influence de cette eau lithinée et arsénicale, que le malade prend à son repas et en dehors des repas, la glycosurie diminue, la quantité d'urine est moindre, la soif et la faim exagérée disparaissent simultanément, ainsi que la faiblesse musculaire, etc... M. Martineau a même vu des accidents, tels que anthrax, pneumonie, phénomènes cérébraux, disparaître par cette médication.

La vie au grand air, sur les montagnes, au bord de la mer, des soins minutieux de la peau, hydrothérapie, frictions, lotions froides, les distractions, devront être utilisés, chaque fois que cela sera possible.

L'exercice, la gymnastique thérapeutique,

sont d'une telle utilité dans la glycosurie, que, quand il n'existe pas encore d'irrémédiables complications, tous les glycosuriques qui ont de la volonté, de l'intelligence et de la persévérance, guérissent, au dire du professeur Bouchardat, sans médicaments et avec la seule puissance de ces moyens hygiéniques.

Sous l'influence des mouvements rapides, une plus grande masse d'air est introduite dans les poumons.

Une quantité plus considérable d'oxygène est employée, il en résulte un surcroît de chaleur et de force ; cette chaleur et cette force nécessitent une consommation plus grande des matériaux alimentaires ; celui qui se prête le mieux à ces métamorphoses, c'est la glycose ; il est tout simple qu'étant détruite en plus grande proportion, elle n'apparaisse plus dans les urines, et que l'on puisse ainsi utiliser une masse plus grande d'aliments glycogéniques.

Il paraît extraordinaire de prime abord

d'ordonner à un homme qui a perdu ses forces de se soumettre à un exercice plus ou moins pénible pour les récupérer ; mais l'expérience a prouvé que la dépense devient chaque jour plus facile, non seulement par l'habitude progressive, mais aussi par l'influence d'un régime bien réglé.

Nous n'avons pas besoin de dire que l'exercice, pour être profitable, doit être gradué ; il faut éviter l'excès qui conduit à la prostration et qui recule la guérison. On risque en effet de se heurter à deux écueils : Les sueurs profuses sont défavorables au diabétique, car, diminuant notablement la sécrétion urinaire, elles entravent l'élimination du sucre ; Prout a signalé comme conséquence d'un surmenage corporel, des accidents qui ressemblent au coma diabétique. De plus, l'azoturie prohibe les exercices violents.

Quant aux douches, elles agissent en soutenant les forces, en augmentant l'activité fonctionnelle de tous les organes. L'action tonique, corroborante, reconstitutive de l'eau froide soutient les malades, alors même que le mal est profond.

Pour quelques diabétiques, de légères modifications dans le régime suffisent avec l'exercice pour consolider la guérison ; pour le plus grand nombre, de constants efforts sont nécessaires et trop souvent infructueux.

L'alimentation des diabétiques doit avant tout être azotée ; mais elle ne sera réellement réparatrice que si l'équilibre physiologique n'est pas rompu : les corps gras qui s'associent très bien à presque tous les aliments suppléeront les féculents comme éléments de calorification.

Dans le même ordre d'idées, pour suppléer à l'assimilation du sucre, on a conseillé, soit comme matière plastique, soit comme matière combustible, la lactose, la lévulose, la glycérine, les acides gras, les acides végétaux, la gélatine, etc. Les végétaux herbacés, dont l'innocuité est démontrée, contribueront à animer l'activité de la digestion intestinale, habituellement amoindrie chez eux, à régulariser les selles et à combattre hygiéniquement la constipation si commune dans cette maladie.

Les principaux légumes que nous permettons sont : les épinards, la chicorée, la laitue, les artichauts, les haricots verts, les salsifis, les cardons, les concombres, les choux de bruxelles, les choux-fleurs, les choux ; les salades de cresson, de pissenlit, de romaine, d'escarolle, de barbe de capucin, de mache, etc. (l'huile entrera pour une large part dans l'assaisonnement).

Si le vin est avantageux par l'action tonique qu'il doit à la complexité de sa composition, l'alcool doit être prescrit avec modération, parce qu'il ralentit la nutrition et que les diabétiques ont une tendance à en abuser.

Les vins de champagne et autres vins gazeux, les limonades, la bière nouvelle, le cidre et toutes les boissons qui contiennent de la glycose, de la dextrine ou des acides, seront prohibés.

*
* *

Dans la dernière édition de son Traité de pathologie interne, M. le professeur Jaccoud préconise en quelques lignes seulement l'usage du régime lacté dans le diabète sucré ; depuis cette époque, M. Jaccoud a observé plusieurs faits dans lesquels ce mode de traitement a bien réussi.

Mais ce moyen de traitement est loin d'être applicable à tous les cas. Tout d'abord, un premier inconvénient est qu'il n'y a qu'un petit nombre de diabétiques qui puissent le supporter. Un certain nombre s'en fatiguent très rapidement. En outre, pour qu'il soit applicable, il est nécessaire que le malade ne présente pas un appétit exagéré, car le lait seul n'arriverait pas à soutenir ses forces. Dans ces conditions déterminées, cette nouvelle application du régime lacté donne presque toujours de très bons résultats.

Nous avons nommé les corps gras : Claude Bernard (*Leçons de Physiologie expérimentale*) a trouvé ce fait très curieux, que sous l'influence d'une alimentation grasse, le sucre diminuait dans le foie, absolument de la même manière que si l'animal avait été mis à l'abstinence absolue, et il explique ce résultat en rappelant que les matières grasses sont exclusivement absorbées par les chylifères et qu'elles ne passent pas par le foie.

La graisse, quelle que soit la forme sous laquelle on l'administre, a, en outre, pour avantage, en se déposant au début dans les tissus, de pouvoir prévenir ultérieurement la transformation trop précipitée du diabète gras en diabète maigre, et de retarder par ce seul fait l'apparition de la période cachectique.

La susceptibilité de l'appareil digestif devra ici servir de pierre de touche : il faudra avant tout éviter le dégoût, maintenir les forces du malade et concilier dans ce but et dans les limites du possible, un régime tolérable, l'hygiène alimentaire et le goût des intéressés.

M. Bouchardat, croyant à la nécessité absolue de la privation des féculents, a, le premier, fait fabriquer du pain de gluten, qui ne contient que peu de fécule [1].

En se plaçant à ce même point de vue, on a plus tard employé le pain de M. Béranger-Féraud, où le son entre dans une très notable proportion, le biscuit d'amandes douces de Pavy, le gâteau de MM. Camplin et Prout, fait avec du son, des œufs, du beurre et du lait, les biscuits d'inuline de Kultz, le pain d'amandes de Seegen.

Toutes ces prescriptions témoignent qu'on

1. Les pains de gluten du commerce renferment encore, d'après Boussingault, jusqu'à 40,2 p. 100 d'amidon. Les plus renommés sont ceux de Toulouse, de Paris, de Londres, de Copenhague et de Carlsbad.

a eu uniquement en vue la considération chimique, et qu'on a le plus souvent oublié la considération digestive, dont il faut tout d'abord tenir compte. Le pain de gluten peut diminuer, pour ainsi dire, mécaniquement, la quantité de sucre contenue dans l'urine, mais il empêche parfois l'appétit de se relever ; il concourt à éterniser des digestions défectueuses, et par là à retarder des résultats véritablement satisfaisants.

Pour peu qu'il existe du dégoût pour le pain de gluten, je n'hésite pas à le remplacer par la croûte de pain ordinaire, pourvu que la dentition soit en bon état.

Il serait à désirer qu'on mît en pratique l'idée jadis exprimée, de confectionner un pain pétri avec l'eau d'une des sources de Vichy. On obtiendrait ainsi un pain fort agréable et fort utile.

M. Mayet a fait des recherches intéressantes (*De l'alimentation des glycosuriques*.

— Baillière, 1871) pour prouver qu'on avait exagéré l'avantage qu'il y a à retrancher du régime des diabétiques un certain nombre d'aliments usuels ou de fruits, dont la privation est souvent fort pénible.

Un malade fatigué de faire usage du pain de gluten pourrait, d'après M. Mayet, varier son régime, sans changer le résultat final de sa digestion, en se contentant de manger 100 grammes de pain ordinaire au lieu de 150 grammes environ de pain de gluten. Si, à une quantité donnée de pain, il voulait substituer la pomme de terre, il pourrait en manger, lorsqu'elle est cuite au four ou à l'étouffée, trois fois plus que de pain ; et comme la pomme de terre exige, pour être transformée en purée, environ un poids d'eau égal au sien, c'est donc 600 grammes de purée de pommes de terre qu'il faudrait manger pour faire l'équivalent de 100 grammes de pain.

Le riz, qui retient beaucoup d'eau à la cuisson, nous présente un chiffre bien plus élevé encore, puisqu'il n'en faut pas moins de 625 grammes pour fournir la même quantité de sucre que 100 grammes de pain.

Il en sera de même des haricots, des lentilles, des carottes cuites et des navets, qui contiennent pourtant du sucre tout formé. Il faut six ou sept fois autant de ces racines cuites dans leur jus que de pain pour produire la même quantité de sucre.

Si quelques fruits très sucrés, comme les figues, les raisins, certaines espèces de cerises, de prunes, et particulièrement ces mêmes fruits à l'état sec, ne doivent entrer qu'avec ménagement dans le régime des diabétiques, une certaine tolérance pour la plupart des autres, qui ne contiennent guère que le dixième de leur poids de sucre, ne constituerait pas un écart de régime susceptible d'avoir sur la marche de la maladie une influence fâcheuse bien considérable.

La privation, même très rigoureuse, des féculents ne saurait constituer une médication vraîment héroïque. Il y a quelque chose qui est au dessus du régime, c'est la lésion nerveuse ou la perturbation générale qui paraît dominer la maladie. C'est elle surtout qu'il faudrait pouvoir atteindre.

Si le traitement du symptôme devait passer avant celui de la maladie elle-même, on devrait aussi supprimer les substances azotées qui servent également à la formation du glycogène. Elles se transforment plus difficilement en glycogène que les substances féculentes, c'est vrai, mais enfin elles subissent cette métamorphose.

Ce serait donc une illusion que de compter, avec une foi absolue, sur la suppression des produits farineux et sucrés : il y a là assurément une indication thérapeutique considérable ; mais rien de plus. L'essentiel est d'attaquer le mal dans ses racines, de viser la cause pathologique.

Ces observations s'adressent surtout aux diabétiques qui s'étonnent que les résultats obtenus ne soient pas toujours proportionnés aux privations qu'ils s'imposent, à ceux qui se laissent décourager lorsque leurs espérances ne se réalisent pas de tous points.

Avec un peu moins d'exagération, on éviterait tous ces désenchantements.

Après ce qui précède, on ne s'étonnera pas de nous entendre dire qu'il nous répugnerait d'être aussi exclusif que le professeur Cantani, et de soumettre, pendant des mois entiers nos malades, à la *diète carnée grasse rigoureuse.*

Avec le régime de M. Cantani, le malade ne mange absolument que de la viande ou des graisses à tous les repas.

Comme boisson, il n'y a de permis que l'eau pure, l'eau de seltz artificielle et la limonade lactique après les repas (5, 10, 15, 20 gram. d'acide pur par litre d'eau).

C'est une erreur de croire que le diabétique ait besoin de manger beaucoup de viande ; il faut avant tout qu'il digère et qu'il assimile, et une légère méliturie est préférable à la dénutrition qu'amène un régime que le patient ne supporte qu'avec répugnance. Des pesées fréquentes sont un excellent criterium. Il y a des bascules confortables sur les diverses promenades, les intéressés peuvent donc s'assurer facilement de leur poids.

*
* *

L'oxygène administré en inhalations agit comme dans toutes les maladies caractérisées par un défaut d'oxydation, en se fixant sur les globules et ensuite en agissant sur les substances dissoutes dans le sang.

J'ai l'habitude d'en prescrire dix litres pour commencer, le matin de préférence, et d'arriver, au bout de quelques jours, à vingt, trente et même quarante litres dans la journée.

J'engage les diabétiques à ne pas faire analyser trop fréquemment leurs urines et surtout à ne pas tenter eux-mêmes le dosage du sucre. Leur moral se laisse trop facilement impressionner et il faut éviter toutes les causes de dépression.

Il est bien évident que la cure alcaline ne nous empêche pas d'avoir recours aux agents pharmaceutiques, qui, comme le bromure de potassium vanté par M. Félizet ou l'hydrate de chloral, paraissent avoir une heureuse influence sur le diabète.

Le docteur Ecklard a injecté sous la peau d'un chien une certaine quantité d'hydrate de chloral, puis il a pratiqué la piqûre du quatrième ventricule, et l'urine de ce chien ne contient pas de sucre. Sur un autre chien, il a fait d'abord la piqûre du quatrième ventricule, il y a eu alors glycosurie ; puis il a pratiqué à cet animal une injection de chloral et le sucre a disparu des urines.

Il ne restait plus qu'à soumettre des diabétiques à l'emploi du chloral ; c'est ce qui a été fait avec de réels avantages.

Les bains, les lotions, des soins minutieux de propreté, combinés avec la cure interne, parviennent généralement à triompher des éruptions et des démangeaisons vulvaires; mais à cause de leur persistance, de l'existence d'un prurit intense qui se montre en dehors de toute lésion apparente de la muqueuse ou du tégument externe, il est nécessaire d'avoir recours à des médications complémentaires. Pour peu qu'il y ait de la vulvite, il est bon d'avoir recours aux émollients (cataplasmes de fécule), à des lotions avec une infusion de belladone, d'aconit, de têtes de pavot, ou à une solution légère de bromure de potasssium :

Eau................................	300 gr.
Bromure de potassium............	2 gr.

ou encore à une solution de chloral :

Eau................................	100 gr.
Chloral............................	2 gr.

Les lotions seront plutôt chaudes que froides. Au lieu de cataplasmes, on applique sur la vulve des compresses en linge fin, imbibées de décoction de feuilles de sureau ou de myrrhe.

Lorsque l'état aigu est atténué, on emploie les lotions avec une solution de sublimé :

Eau..............................	300 gr.
Sublimé..........................	2 gr.
Alcool...........................	q. s.

2 à 3 lotions dans la journée. — S'il existe en même temps de l'eczéma, on fait usage de pommades au moment de se mettre au lit. 50 grammes de glycérolé d'amidon parfaitement neutre, unis à 1 gramme d'une des substances suivantes : tannin, calomel, extrait de belladone, selon les circonstances.

Parfois de légères cautérisations au nitrate d'argent seront utiles. — Les malades éprouvent souvent un grand soulagement par l'application de tranches de citron sur la vulve (Révillout).

Dans les cas chroniques, N. Guéneau de Mussy employait la pommade suivante, dont il prescrivait, matin et soir, une onction sur la vulve :

Glycérolé d'amidon		20 gr.
Bromure de potassium Sous-nitrate de bismuth	ââ	1 gr.
Calomel		0 gr. 40 c.
Extrait de belladone		0 gr. 20 c.

En même temps, lotions avec :

Infusion de mauve	1 lit.
Eau de laurier-cerise	50 gr.
Sous-borate de soude	10 gr.

Delioux de Savignac faisait suivre cette lotion de l'application de la poudre suivante :

Poudre de lycopode	30 gr.
Sous-nitrate de bismuth	10 gr.
Racine de belladone	2 gr.

Une solution de cocaïne, au vingtième, réussit dans ce cas, comme dans le vaginisme, ou lorsqu'il existe une grande sensibilité des muqueuses.

Les bains et douches de gaz carbonique, que l'on prend à l'entrée des bains de première classe, la poudre d'iodoforme, et bien d'autres substances encore, peuvent produire l'effet sédatif recherché ; mais, je le répète, ces préparations ne s'adressent qu'à l'élément local ; la guérison ne peut devenir complète que par le traitement général.

DE LA GOUTTE

Tout le monde sait que la goutte est la maladie des riches, qu'elle a des affinités électives pour les petites articulations, provoque autour des jointures des concrétions et donne lieu à des troubles variés, surtout du côté des fonctions digestives.

Nous ne décrirons pas l'accès de goutte, ni les symptômes prémonitoires de l'attaque aiguë, franche, avec ses intolérables souffrances et ses phénomènes inflammatoires : la goutte chronique seule nous intéresse et nous allons tâcher de la découvrir sous ses accidents les plus ordinaires, comme sous ses manifestations les plus obscures.

La diathèse goutteuse peut en effet se dissimuler sous les états les plus disparates en apparence : ce sont des viscéralgies nombreuses, parmi lesquelles il faut citer celles qui sont fixées sur les voies digestives, sur les voies urinaires ; ce sont des névralgies, des vertiges, des migraines, l'asthme, les hémorrhoïdes, certaines formes d'eczéma, etc.

M. Ollivier a publié un travail (Acad., 7 mai 1878) d'où il résulte que, dans la goutte, il peut se faire, du côté du canal rachidien, des manifestations caractérisées par une infiltration uratique de la face externe de la dure-mère spinale et rentrant, par conséquent, dans le cadre de la vraie goutte viscérale.

La gravelle urique est le *symptôme* le plus fréquent de la goutte.

Les manifestations articulaires ne sont dans bien des cas qu'une sorte de phénomène critique, jugeant temporairement la maladie, qui, depuis longtemps, avait manifesté sa présence sur divers points ; il y a d'abord altération des fonctions de nutrition, consécutivement production en excès d'acide urique et seulement, après un certain temps, accumulation par insuffisance d'épuration rénale.

Les reins ne sont pas malades, dès la période initiale de la goutte ; ils fournissent, au contraire, un travail au dessus de leurs forces et ce n'est que plus tard, par cet excès même de travail, dans un milieu vicié, qu'ils subissent des lésions plus ou moins profondes.

La goutte, nous l'avons déjà laissé à entendre, peut se larver sous les manifestations les plus singulières ; toutes les muqueuses peuvent subir l'influence de la diathèse. Ces manifestations vers l'estomac, la vessie, les bronches, etc., se traduisent d'abord par un trouble fonctionnel, et plus tard, par une altération des tissus. Comme elles surviennent, dans bien des cas, longtemps avant la première attaque articulaire, ou pendant le long intervalle qui peut séparer deux attaques, elles peuvent, chez des personnes prédisposées par l'hérédité ou le régime, permettre de diagnostiquer la goutte à sa période de formation.

Ces affections sont encore utiles à connaître au point de vue du traitement. Les remèdes spéciaux peuvent, en effet, échouer là où le traitement de la goutte réussit rapidement. (L. Charreyron. *Des manifestations de la goutte*, 1876.)

*
* *

La dyspepsie est quelquefois la seule révélation appréciable de la goutte ; dans d'autres cas, elle alterne avec différents accidents et fait alors partie des nombreux troubles de santé, connus sous le nom de goutte larvée. L'estomac, pour peu qu'il soit déjà malade, offre peu de résistance au mal et se trouve comme préparé à subir les dérivations de la goutte. Les digestions deviennent lentes, difficiles ; elles s'accompagnent de flatulence, d'éructations acides, de vertiges, de défaillances, de diarrhées persistantes, etc.

La précipitation de la cholestérine, d'où la fréquence des calculs biliaires et des coliques hépatiques chez les goutteux, paraît être occasionnée par l'état catarrhal de la muqueuse des voies biliaires.

La dyspnée, la toux, l'asthme, ont été considérés comme des complications de la goutte chronique ; la diathèse entraînerait une disposition aux congestions sécrétoires.

La goutte enfin fait encore sentir son influence sur les muqueuses génito-urinaires, sur la congestion hémorrhagipare menstruelle, sur la conjonctive, etc.

Dans les familles des goutteux, on voit souvent, dit M. Galtier-Boissière, ceux qui ne souffrent pas de la goutte, être atteints, l'un, d'asthme humide, l'autre, d'érysipèles périodiques ; celui-ci d'une affection du foie avec des calculs biliaires ; celui-là de gravelle rouge. Il en est d'hypocondriaques, atteints par des migraines affreuses, des maladies de peau, etc.

Sous l'influence de la goutte, il se produit une sorte de déchéance organique, un abaissement général de la force de résistance, qu'une économie saine et robuste oppose aux atteintes extérieures. Les moindres causes peuvent tirer brusquement la diathèse de son état latent : les lésions traumatiques, en particulier, peuvent non seulement amener un accès, mais encore sa localisation, sous forme de concrétions tophacées. Ce qui arrive pour la goutte se présente aussi, parfois, pour les autres diathèses : un enfant scrofuleux se fait mal au genou et l'inflammation scrofuleuse de l'articulation se montre ; une personne prédisposée au cancer reçoit un coup sur le sein et la tumeur maligne évolue aussitôt. Il ressort de ces faits que la nutrition dans la santé ordinaire est de telle sorte équilibrée, que s'il existe quelque prédisposition diathésique bien marquée, le plus léger trouble peut faire apparaître la diathèse ou donner à la maladie un cachet spécial.

La diathèse goutteuse est dominée par la prédisposition héréditaire. Elle se développe, dans ce cas, indépendamment des tempéraments, des constitutions, et même chez des individus que leur position sociale et leur genre de vie sembleraient devoir mettre le plus à l'abri de ses atteintes.

La goutte acquise, au contraire, affecte plus spécialement certains sujets, tels que les gens pléthoriques, gros mangeurs, portés à l'obésité et adonnés à une existence oisive et plantureuse.

Du reste, d'une façon générale, on mange beaucoup trop, dans toutes les classes de la société.

L'habitude de donner de la viande crue ou cuite, en excès, aux enfants, surtout s'ils sont issus de goutteux avérés, de graveleux, de diabétiques, contribue certainement à perturber la marche normale des échanges nutritifs et à préparer le terrain où la goutte se montrera tôt ou tard.

Il faut donc restreindre l'apport des matériaux azotés surabondants et en faciliter la combustion au sein de l'organisme par la vie au grand air, les bains, les douches, les lotions, en faisant une part très large à l'activité physique. La cure complète de Vichy répond à ce programme.

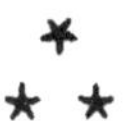

La goutte est la maladie de la virilité : elle ne se déclare guère avant trente ou quarante ans. Elle semble être l'apanage presque exclusif du sexe masculin.

L'enfance et la première jeunesse des goutteux jouissent d'une espèce d'immunité et cela tient probablement à ce que le système nerveux, dont l'action est à cet âge à son summum d'activité, tient presque tous les autres systèmes sous sa dépendance. Les fonctions respiratoire et circulatoire, surexcitées encore par un exercice incessant, sont également très actives et conséquemment, les combustions organiques, plus complètes aussi, doivent s'opposer à la formation de l'acide urique. En outre, les matériaux azotés fournis par l'alimentation sont, pour la plus grande part, dépensés au profit de la croissance.

A mesure que la goutte s'invétère, les dépôts d'urate de soude s'accroissent, tant à l'intérieur qu'au voisinage des articulations; celles-ci, par suite, deviennent rigides et se déforment; enfin l'élimination rénale se montre de moins en moins active.

Sydenham pensait que, plus violente est l'inflammation goutteuse, plus courts sont les accès et plus longs les intervalles qui les séparent. Il est possible que « la nature ait le privilège de se débarrasser de la matière peccante de la goutte à sa propre façon, en la déposant dans les jointures, et l'éliminant ensuite par la transpiration insensible », mais l'action destructive des accès contrebalance leur influence salutaire, car, à chacun de leurs retours, il y a formation d'un nouveau dépôt d'urate de soude, qui, désormais, pourra agir à la manière d'un corps étranger et devenir la cause de nouveaux désordres.

Dès lors, on doit se proposer pour but, non pas de provoquer l'apparition des accès, ainsi qu'on l'a quelquefois conseillé, mais, au contraire, de prévenir autant que possible l'altération du sang, et de diriger l'élimination du principe morbifique sur des voies autres que les surfaces articulaires.

Ce but est atteint par les alcalins, bien supérieurs en cela à une foule de médicaments fort vantés, « dont les effets, d'après Cullen, sont toujours transitoires et rarement suivis d'un changement durable dans l'économie. »

Les eaux alcalines en général, celles de Vichy en particulier, n'ont nullement la prétention de guérir radicalement les formes chroniques de la goutte, surtout lorsque les jointures sont déformées et que les concrétions tophacées ont pris un grand développement; mais c'est déjà beaucoup qu'elles puissent procurer du soulagement, rendre la vie supportable, s'opposer à l'accroissement progressif des altérations qui ne manquent presque jamais de se produire, lorsque la maladie est abandonnée à elle-même, et surtout lorsqu'elle est traitée sans méthode.

Le Dr Rendu, dans l'article *Goutte* du Dictionnaire encyclopédique (p. 208), proteste énergiquement contre le scepticisme des médecins qui se désintéressent de toute thérapeutique contre la goutte : « Il ne faut pas, dit-il, sous prétexte de respecter la marche naturelle du mal, nier la possibilité de toute intervention utile, et, de peur de nuire, ériger en dogme la suppression de tout traitement même palliatif. Comme le fait remarquer avec juste raison M. Charcot, si dans l'immense majorité des cas la goutte est héréditaire et constitutionnelle, il y a pourtant quelques malades qui sont les premiers artisans de leur goutte, par leur mauvaise hygiène et les écarts de régime auxquels ils se livrent. Or, puisqu'il est possible de devenir accidentellement goutteux, en accumulant les conditions qui ralentissent l'assimilation, inversement est-il permis de supposer que des soins d'hygiène bien entendus et un régime approprié peuvent soustraire un bon nombre de malades aux éventualités goutteuses qui les menacent..... Ce dont il importe d'être persuadé, c'est de la nécessité de traiter avant tout la maladie et non pas seulement les accidents qu'elle détermine. C'est à l'état constitutionnel qu'il faut s'attaquer, c'est lui qui doit être modifié : les manifestations fluxionnaires et douloureuses n'en sont que des épisodes secondaires, beaucoup moins importants au point de vue thérapeutique. »

*
* *

La médication par les eaux de Vichy ne peut rien ou presque rien contre les lésions chroniques issues de fluxions goutteuses répétées, épaississement des tissus fibro-synoviaux, raideurs articulaires, atrophie ou hypertrophie des muscles correspondants. Mais cette même médication exerce une heureuse influence sur l'état général des malades, en même temps qu'elle apporte une atténuation aux manifestations goutteuses. Elle accroit l'activité des organes de l'excrétion rénale et prévient les fâcheux effets de l'urate de soude, en empêchant que ce sel ne se dépose dans les tissus. Elle donne les meilleurs résultats lorsque le sujet est robuste et bien constitué, lorsque la maladie paraît dépendre de la production exagérée de l'acide urique, plutôt que de l'élimination insuffisante de cet acide, dans les cas, enfin, où les fonctions du foie et celles des organes digestifs sont particulièrement affectées.

Il est incontestable, écrit M. Rendu, que les alcalins constituent la médication la plus efficace que nous ayons à opposer à la diathèse goutteuse. Cette action est beaucoup plus profonde et beaucoup plus durable qu'on ne le pourrait croire, au premier abord.

« Les bons effets de la cure, ajoute-t-il plus loin (p. 223), se font surtout sentir quand la maladie est récente ; elle paraît diminuer la violence des accès, et surtout elle semble en prévenir les retours ; il n'est pas rare de voir, au bout d'une ou deux saisons à Vichy, les crises articulaires disparaître presque complètement, ainsi que le sable urinaire. Dans les formes larvées de la goutte viscérale, qui se traduisent si souvent par la lithiase biliaire, l'obésité, le diabète, les eaux de Vichy agissent d'une manière merveilleuse. »

L'emploi des eaux de Vichy à l'intérieur n'est à redouter que lorsque l'organisme est déjà affaibli, et aussi dans des cas où des dépôts d'urate de soude se sont formés hâtivement sur les jointures, ainsi qu'à la surface du corps.

L'habitude de prescrire une source chaude, comme l'Hôpital, le matin, et une source froide, le soir, comme les Célestins, s'explique non seulement par les propriétés inhérentes à chaque fontaine, mais aussi par ce fait que l'eau froide produit une diurèse rapide, en augmentant la tension artérielle et en excitant la sécrétion rénale. L'acide urique est ainsi très promptement éliminé.

L'eau chaude séjourne mieux dans les tissus, ce qui lui permet de s'imprégner des déchets non utilisés (Bouchard) et de modifier la constitution intime des humeurs de l'économie; par ces deux moyens, combinés avec la cure externe, on parvient à entraîner les produits anormaux déjà formés et à empêcher leur reproduction.

Les dermatoses de nature goutteuse ou dont le développement se lie à un excès d'acide urique dans le sang, eczéma, prurigo, psoriasis, toutes les affections cutanées que l'on peut rattacher à l'uricémie, sont conséquemment susceptibles d'être modifiées par les eaux de Vichy. Ceci revient à dire qu'en combattant la cause, on supprime l'effet, l'affection cutanée n'étant qu'une portion de la maladie.

Il serait superflu de combattre les manifestations extérieures de la maladie, si on ne l'attaquait pas dans sa base, dans l'intimité des tissus.

⁂

Ce n'est que par une médication essentiellement discrète que l'on pourra modifier la constitution et retarder le retour des accès, devenus en même temps plus bénins.

On ne doit point espérer d'annihiler l'élément goutteux par la continuité, la répétition fréquente du traitement alcalin : l'abus serait plus nuisible qu'utile.

De toute façon, la goutte acquise offrira moins de résistance à l'action des eaux que la goutte héréditaire.

Les précautions que nous venons d'indiquer sont faites pour rassurer les appréhensions des esprits timorés, qui considèrent comme périlleuse la médecine des eaux : ces craintes ne seraient fondées que si la prudence cessait d'être le fondement de la pratique thermale.

Les statistiques sont fort encourageantes et doivent donner pleine assurance au malade et au médecin.

Le régime doit avoir pour objectif de soutenir les forces du malade, la réparation quotidienne de l'organisme étant proportionnée aux pertes quotidiennes qu'il éprouve. Il importe beaucoup d'éviter tous les mets indigestes, particulièrement ceux qui contiennent des acides libres. Les viandes faciles à digérer, telles que le mouton, le bœuf de bonne qualité, la volaille, pourront être permises; il en est de même des poissons à chair blanche, comme le mulet, la sole et le merlan. Au contraire, il faut proscrire le saumon, le porc, les viandes salées, les mets fortement assaisonnés et les sauces relevées qui seraient propres à déterminer de la dyspepsie.

On permettra aussi, mais en quantité modérée, les pommes de terre, ainsi que les légumes cuits, les navets et les carottes.

On laissera manger des légumes verts, des fruits, du raisin, des oranges, pourvu que ce soit avec modération.

Les goutteux pourront prendre du vin, mais en petite quantité ; elle sera subordonnée non seulement à la nature du vin, mais encore à l'âge, aux forces du malade, ainsi qu'aux autres circonstances relatives à sa constitution. Le Dr Rendu défend les liqueurs, l'alcool, le vin pur et même le café.

Il est des cas où le changement complet de résidence et le séjour dans un pays chaud ont pu empêcher définitivement le retour de la goutte.

Il ne faudra pas non plus négliger les fonctions de la peau, la recouvrir chaudement et activer ses sécrétions, procurer aux malades la tranquillité d'esprit la plus complète et ne négliger aucun des moyens que peut fournir l'hygiène.

En prescrivant un régime sobre, nous recommandons de ne rien exagérer dans ce sens, car la goutte est une maladie très débilitante, et un régime trop sévère pourrait n'avoir d'autre effet que de favoriser le développement du mal, en diminuant la résistance du malade.

Au dire de Réveillé-Parise, le goutteux ne doit pas se croire assujetti aux prescriptions hygiéniques, même au prix des plus cruelles privations. Cette méticuleuse défiance de tous les plaisirs a ses inconvénients aussi bien que ses avantages. Le point essentiel pour le goutteux, quand il s'agit de régime, est de saisir le moment, l'à-propos de se laisser aller, et surtout le degré de ce qu'il peut se permettre.

L'exercice régulier est la pierre angulaire de la prophylaxie de la goutte et de la gravelle, sans aller aussi loin que Boerhaave, qui fait choix, pour les goutteux *valides*, des exercices les plus énergiques.

Pour Sydenham aussi, la base du traitement de la goutte, c'est l'exercice. Avec la haute raison qui caractérise cet éminent observateur, il préfère dans cette maladie les moyens hygiéniques aux drogues les plus vantées.

C'est aussi l'avis du professeur Bouchardat : « J'ai dirigé, dit-il dans son Annuaire, la santé de plusieurs goutteux, et je suis convaincu que, lorsqu'ils sont encore valides, rien n'est meilleur pour eux que les pratiques de l'entraînement bien dirigées, avec la modification de leur permettre assez d'eau pour que la quantité d'urine évacuée en vingt-quatre heures ne soit pas moindre d'un litre et quart. »

La goutte a été et sera toujours une mine féconde pour le charlatanisme : les substances les plus extravagantes ont été et sont encore préconisées à la quatrième page des journaux.

Mais cela ne doit pas faire condamner en

et même 50 centigrammes, rend la diurèse plus abondante, et amène bientôt la disparition des sables et graviers uriques charriés par les urines. Chez les malades de la Salpêtrière, M. le professeur Charcot a pu donner en 24 heures jusqu'à 2 et 3 grammes de carbonate de lithine, sans qu'il en résultât aucun accident.

Rien d'étonnant alors que les sels de lithine agissent d'une manière si efficace contre la diathèse goutteuse. Ainsi, d'après Garrod, dont la grande autorité sur la matière est universellement reconnue, le carbonate de lithine sert à prévenir les accès de goutte ; il peut même à la longue faire disparaître tous les restes d'une maladie ancienne, en dissolvant les dépôts tophacés que les vieux goutteux portent presque toujours sur différents points du corps.

Je ne terminerai pas sans dire un mot du colchique.

On a cherché à savoir quel était le mode d'action du colchique; on a dit qu'il agissait à la manière des sédatifs du système vasculaire, qu'il avait une action particulière sur le tube digestif, sur les reins et la sécrétion urinaire, qu'il favorisait la destruction de l'acide urique accumulé dans le sang et en provoquait l'élimination, qu'il exerçait une influence spéciale sur les tissus impliqués dans l'inflammation goutteuse, particulièrement sur les ligaments articulaires et sur les cartilages, etc., etc., mais toutes ces opinions sont discutables. Ce qui ne l'est pas, c'est l'action puissante et favorable du colchique sur l'évolution de l'inflammation goutteuse.

L'essentiel est d'éviter l'intolérance gastrique et qu'il n'existe pas de complication rénale. Le régime lacté devient alors nécessaire pour conserver au rein sa perméabilité.

M. Dujardin-Beaumetz indique la formule suivante dans ses leçons de clinique thérapeutique, p. 476, t. III :

Teinture de colchique Alcoolature de racine d'aconit Teinture de julap composée Teinture de quinine	ãã.......	10 gr.

Trente gouttes du mélange à prendre le matin, à midi, le soir, dans un verre de tisane de frêne.

M. Lecorché ne dépasse pas les doses quotidiennes de 2 à 4 gr. de teinture, de 0 gr. 20 de poudre ou de 0 gr. 05 à 0 gr. 10 d'extrait en pilules : il diminue progressivement les doses à mesure que disparaissent les phénomènes d'acuité. — Il est sage, du reste, d'administrer le colchique avec ménagement, à doses un peu faibles pour tâter la susceptibilité du malade : il faut également surveiller son emploi, de même que pour tous les médicaments actifs, et suspendre quand on voit se produire des sueurs profuses et une diurèse abondante (Galtier-Boissière).

Il est de plus très utile de maintenir le malade à la diète, de lui donner des boissons abondantes, fraîches au besoin : tisanes, eau d'orge, infusion de queues de cerises, de pariétaire. M. Bouchard ajoute volontiers à l'eau froide du carbonate de soude ou de l'acétate de potasse ; il conseille aussi d'administrer dès cette période la lithine dans une infusion chaude aromatique, à la dose de 1 gr. à 1 gr. 50 par jour.

Le traitement doit varier suivant l'intensité de l'accès ; c'est surtout lorsque la fluxion articulaire est considérable, lorsque les douleurs sont vives, que l'on doit employer la plupart de ces moyens.

Certains faits, d'une part, et de l'autre des autorités considérables, portent à croire que le colchique administré dans l'intervalle des accès de goutte, et principalement lorsque les symptômes prémonitoires commencent à se manifester, a le pouvoir d'empêcher le développement des paroxysmes.

Malgré tout, le colchique n'est point un spécifique de la goutte, et notre pénurie thérapeutique n'en rend que plus précieuse la médication alcaline, qui, du moins, enraye les progrès du mal, si elle ne les arrête pas complètement.

CHLOROSE

La chlorose *peut dériver* de toutes les causes qui troublent les fonctions nutritives ou qui gênent l'évolution organique. Nous signalerons plus particulièrement : les erreurs dans le régime alimentaire, l'absence de soleil, l'impureté de l'air, l'insuffisance des actions musculaires, leur exagération qui entraîne des métamorphoses spoliatrices, disproportionnées aux ressources de l'économie, l'activité immodérée des centres nerveux dans l'exercice des facultés intellectuelles ou affectives, etc... Tous les épuisements de l'organisme qui viennent d'une réparation insuffisante ou d'une exagération des actions organiques, peuvent, *chez les sujets prédisposés*, devenir la cause occasionnelle de la chlorose.

On a voulu faire de cette maladie une cachexie, une affection nerveuse, une irritation spinale ; Virchow l'a considérée comme une affection constitutionnelle organique due à une diminution du calibre des vaisseaux par rapport au reste du cœur et à une dégénérescence graisseuse de la tunique interne. S'il y avait une altération réelle, jamais aucun chlorotique ne pourrait guérir, et tout le monde sait qu'il en est heureusement autrement.

Au lieu d'aller chercher bien loin, il serait bien plus simple de s'en tenir aux causes élémentaires, que nous avons énumérées plus haut.

*
* *

Parmi les différentes circonstances empruntées à l'ordre moral, qui peuvent entraîner à leur suite les manifestations de la chlorose, nous insisterons plus particulièrement sur les excitations sexuelles précoces, les passions hâtives et profondes, les désillusions, les lectures romanesques, les préoccupations de toute nature, etc.... Plus privilégiées, au point de vue hygiénique,

que dans la classe ouvrière, les femmes du monde sont victimes de l'ennui, d'unions mal assorties, du manque d'exercice et des veilles prolongées. Toutes ces conditions rétablissent bien vite le niveau que les distances sociales avaient élevé à leur profit.

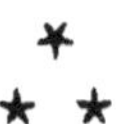

Une lésion organique latente peut donner lieu à la chlorose : c'est ainsi qu'il faut songer à l'existence de tubercules, dans toutes les formes tenaces et tardives, sans prédominance de symptômes nerveux, se traduisant simplement par de l'aménorrhée, par un amoindrissement de l'individualité, etc....

La scrofule et l'arthritisme impriment un cachet personnel à la maladie qui nous occupe, lui donnent une physionomie particulière : c'est ainsi que, dans la chlorose, qu'on pourrait appeler arthritique, les troubles nerveux sont très accentués ; le retour de l'époque menstruelle amène une explosion de phénomènes névropathiques. Pidoux, selon une expression fort ingénieuse, a considéré comme de véritables migraines utérines, les coliques utérines, compliquées dans certains cas de phénomènes hystériques, qui se manifestent avec une grande violence à chaque époque cataméniale.

L'élément catarrhal domine dans la diathèse strumeuse ; l'abondance de la leucorrhée est excessive et aggrave encore les désordres de la nutrition ; la pâleur et la flaccidité des téguments s'accentuent, les forces diminuent, la circulation devient de plus en plus irrégulière et augmente encore le refroidissement des extrémités.

La chlorose ne dépend pas exclusivement des fonctions de puberté, comme on se le figure trop souvent. Bien qu'il y ait identité de lésions, des différences réelles séparent également, au point de vue étiologique, cet état et l'anémie proprement dite. Si l'anémie a le plus souvent des causes tangibles, c'est le contraire pour la chlorose ; l'une résulte essentiellement de déperditions, de déficit alimentaire ou d'insuffisance atmosphérique; l'autre prend surtout sa source dans la constitution de l'individu.

Il ne faudrait pas croire que la chlorose eût nécessairement les pâles couleurs pour compagnes ; elle peut se dissimuler sous un facies coloré, sous les apparences extérieures de la santé. Au début, la vérité est difficile à faire accepter aux familles ; mais le médecin ne devra pas s'en laisser imposer par ces dehors, il devra démontrer que l'épine existe sous les roses.

Nous renvoyons aux ouvrages spéciaux pour la description des autres signes de la chlorose.

Le traitement de Vichy a surtout pour objet d'agir sur le fond même de la maladie, la diminution des hématies. Nous y arrivons en régularisant les fonctions de nutrition, et en fournissant au sang les éléments nécessaires à sa réparation.

L'état des organes digestifs donne l'indication principale. L'appétit est excité par l'usage de l'eau minérale, par le choix des aliments, par la distribution des repas, par la part faite aux exercices musculaires, etc.

Les chlorotiques de race goutteuse, et chez qui existaient déjà des manifestations de la diathèse urique, les chlorotiques chez lesquelles les troubles stomacaux ont été le point de départ ou restent une cause d'entretien de l'état morbide du sang, seront naturellement les plus aptes à bénéficier des eaux alcalino-martiales.

Le fer a de tout temps été préconisé, et avec raison, contre l'appauvrissement général de l'économie ; mais l'essentiel n'est pas de l'administrer, c'est de le faire tolérer, c'est d'empêcher qu'il aggrave les troubles du tube digestif, cette gastralgie tenace, pénible, compagne presque inséparable de la chlorose.

Je ne connais pas, dans ce cas, de meilleur correctif des préparations ferrugineuses que le bicarbonate de soude : ces deux principes se trouvant associés dans une même eau minérale (sources *Mesdames*, *Lardy*, *Sainte-Marie*) donnent des résultats étonnants, qui peuvent rivaliser avec les préparations les plus vantées.

Il est rare que les malades souffrent alors de douleurs gastralgiques et il n'est que rarement nécessaire d'avoir recours à des calmants pour triompher des tiraillements, des lourdeurs, qui sont chose si fréquente, lorsque le fer est seul administré. Une pilule d'un demi-centigramme d'extrait hydro-alcoolique de belladone, prise au commencement du repas, suffira souvent pour faire disparaître ces inconvénients et pour combattre en même temps la constipation opiniâtre qui aggrave la maladie.

Un léger laxatif pourra atteindre le même

but ; mais on ne saurait y avoir recours avec trop de prudence, afin d'éviter les superpurgations et les diarrhées que rien n'arrête.

Le fer, d'après mon ancien maître, le professeur Behier, pourra être administré même aux chlorotiques, chez lesquelles la tuberculose peut être soupçonnée. On a exagéré, dans ce cas, d'après l'illustre clinicien, les inconvénients et les dangers de cet agent. Son administration n'est dangereuse qu'autant qu'on le donne sans circonspection, à doses considérables, sans prendre souci de l'intégrité des fonctions digestives.

Il sera toujours bon de tâter la tolérance de l'organisme à l'égard du fer (cela est beaucoup plus nécessaire pour les préparations martiales que pour les eaux martiales gazeuses alcalines), de surveiller son action thérapeutique, d'en interrompre ou d'en cesser complètement l'emploi, dès l'apparition de symptômes de révolte ou de saturation.

L'intolérance de l'organisme pour un médicament n'est souvent qu'une extrême sensibilité à son action et l'indication d'en baisser les doses.

Le fer pharmaceutique semble, dans beaucoup de cas, favoriser la congestion utérine, d'où des hémorrhagies mensuelles très abondantes. Bien que de semblables pertes, capables d'aggraver l'état anémique et les troubles fonctionnels qui en dépendent, soient peu à redouter avec les eaux de Vichy, il y aura lieu, cependant, d'en modérer l'usage quelques jours avant et après chaque époque.

Cette mesure est surtout indiquée dans les cas de chlorose ménorrhagique. On devra, en même temps, éviter de séjourner dans une atmosphère trop chaude, ne pas faire d'exercices violents, écarter toutes les excitations capables d'agir directement sur l'appareil générateur et d'augmenter la puissance fluxionnaire du système utérin.

Pour M. Hayem (Académie des sciences; note lue dans la séance du 20 novembre 1876), le fer agit dans l'anémie, en déterminant une augmentation dans la richesse des globules en matière colorante. Ces éléments ne sont que peu diminués chez les chlorotiques atteintes d'un degré d'anémie modéré; mais ils sont altérés, tant dans leurs dimensions que dans leur richesse en hémoglobine, et, par suite, le sang n'a qu'un faible pouvoir colorant. Les résultats favorables obtenus à la suite de l'administration d'une bonne préparation ferrugineuse sont dus à un retour progressif des globules vers leur état physiologique. Ils acquièrent des dimensions normales, et, en même temps, une quantité de matière colorante proportionnelle à leur volume. Le plus souvent, au moment de la guérison, les globules sont moins nombreux qu'au début du traitement.

La médication martiale a donc une influence plus marquée sur la qualité des globules rouges que sur leur proportion dans le sang. Cela est vrai, même chez les chlorotiques profondément anémiées, alors que le nombre des hématies est sensiblement au dessous de la moyenne.

Nous n'avons encore rien dit du régime des chlorotiques ; nous le formulerons en quelques mots :

Il faut que les malades s'alimentent. — Qu'elles mangent quoi que ce soit, pourvu qu'elles mangent ; les condiments, les anchois, la salade, peuvent être autorisés, s'ils servent de passe-port à des aliments plus nutritifs. Il y aurait plus d'inconvénients que d'avantages à vouloir brusquer les bizarreries alimentaires des chlorotiques, à les condamner quand même, sans merci et *sans circonstances atténuantes*, aux viandes saignantes, qui sont souvent un objet de profond dégoût pour des valétudinaires. Comment, voilà une malade qui a horreur des viandes en général, et vous voulez l'obliger à ingérer des mets qui soulèvent son estomac par avance ! Mais c'est une maladresse. Ce n'est pas seulement pour la nourriture que le médecin devra capituler, il devra aussi se résigner à mettre de côté les vins odorants, qui, comme le Bordeaux, inspirent parfois une répugnance invincible. Un mélange d'eau et d'eau-de-vie a pu parfois remplacer avec avantage, et au grand agrément des malades, les crûs les plus vantés.

*
* *

Le docteur Fabre, médecin à l'Hôtel-Dieu de Marseille, fait jouer un grand rôle à l'aérothérapie dans le traitement de la chlorose... C'est lui qui a formulé l'axiome suivant : *Le point capital dans le traitement hygiénique de la chlorose, ce n'est pas la nourriture, c'est l'habitat, ce n'est pas l'aliment, c'est l'air.* « J'ai constaté, dit-il, que nos demoiselles, qui sont ici foncièrement chlorotiques, revenaient avec une provision de santé quand elles avaient quitté Marseille pendant un certain temps, surtout pour aller dans un pays de montagnes. J'ai été ainsi naturellement amené à leur prescrire un voyage, et surtout un voyage en Suisse, quand leur chlorose était rebelle ou redoublait d'intensité. Il y a, entre autres, une jeune dame, chlorotique au plus haut degré, dont l'affection ne s'est laissé entamer par aucun remède, et à qui je suis obligé d'ordonner, tous les cinq ou six mois, un petit changement d'air : quand elle a épuisé sa provision de santé, elle repart pour en faire une provision nouvelle. »

On comprend très bien que l'air puisse occuper une grande place, sinon la première dans le traitement d'une maladie dont la lésion est une altération du sang, lorsqu'on songe que l'air vivifie le sang, lui imprime des qualités nouvelles, lorsqu'un appareil important, l'appareil pulmonaire, aidé par le système cutané, et une fonction de premier ordre, la respiration, sont entièrement consacrés à cette grande métamorphose.

Aussi faut-il tenir compte de cet élément dans les résultats heureux obtenus à la suite d'un traitement à Vichy. C'est même cette donnée qui nous fait administrer l'oxygène en inhalations, dans la chlorose : nous cherchons ainsi à ajouter encore à l'action vivifiante de l'air pur qu'on respire sur les bords de l'Allier. C'est surtout dans les cas où les malades éprouvent un besoin de respirer fréquemment, comme pour faire passer une plus grande partie d'oxygène sur leurs globules, que les inhalations rendent de réels services.

Le mariage est encore aujourd'hui préconisé par quelques personnes, comme pouvant exercer une influence salutaire sur la chlorose.

C'est là une billevesée d'un autre âge, et contre laquelle le médecin doit protester énergiquement, de toute son autorité. Il est illogique au dernier point — nous ne saurions le dire trop haut, car il y aura toujours des parents qui ne voudront pas entendre — d'exposer une personne débilitée, épuisée, à mille causes nouvelles de dépression, de fatigues, de secousses, d'émotions, sous prétexte de la guérir.

Il serait bien plus sage de diriger le déploiement de toutes les forces de l'économie vers l'évolution calme et régulière de la fonction ovarienne, de régler la vie de la malade, selon les lois naturelles, en faisant à chaque appareil organique sa part voulue d'activité et de repos.

NÉPHRITE PARENCHYMATEUSE, NÉPHRITE INTERSTITIELLE.

Il ne s'agit ici que de l'albuminurie vraie, chronique, permanente, de celle qui subsiste en vertu d'une disposition particulière de l'économie, d'une altération préalable, et non de l'albuminurie transitoire qu'on observe dans les maladies les plus diverses.

L'albuminurie chronique ne constitue plus une unité morbide, et, sous cette dénomination devenue générique, on comprend des altérations rénales diverses et différant entre elles, non seulement par la nature de la lésion, mais encore par son évolution et son étiologie.

L'état congestif du rein constitue le premier terme de la lésion rénale et il peut avoir pour siège, soit le tissu canaliculaire, soit le tissu cellulaire : de là, deux formes de néphrite, la néphrite parenchymateuse et la néphrite interstitielle.

Il n'est pas toujours facile, dans la pratique, de bien déterminer les symptômes propres à chaque forme de néphrite ; la lésion peut, du reste, porter à la fois sur le tissu interstitiel et sur le filtre rénal proprement dit.

D'après le traité des maladies des reins de M. Lecorché, *la néphrite parenchymateuse profonde ou albuminurie chronique* est caractérisée par l'altération de l'épithelium qui revêt la face interne de la partie contournée (portion tortueuse ou ansiforme) du canalicule urinifère, par une albuminurie considérable, par des altérations profondes de l'urine, par l'apparition d'un œdème plus ou moins généralisé, d'inflammations multiples et d'accidents urémiques.

On constate tout d'abord une hypérémie qui bientôt fait place à une période de prolifération des cellules intra-canaliculaires.

Si la maladie continue son cours, qu'elle soit chronique d'emblée ou que d'aiguë elle soit devenue chronique, les éléments cellulaires en état de prolifération passent à l'état graisseux. Cette troisième phase de l'affection constitue une véritable période régressive pour le rein.

Ces trois périodes peuvent être suivies d'une quatrième, correspondant à l'atrophie rénale ou collapsus du rein.

Christison croit qu'on peut rapporter à l'abus de l'alcool les trois quarts des néphrites parenchymateuses. Cette action ne s'exerce qu'à la suite d'une longue habitude d'intempérance. Ce ne sont pas tant les buveurs d'alcool ou de liqueurs très alcooliques, qui deviennent albuminuriques, que les buveurs de bière, de cidre et autres liqueurs fermentées, qui peuvent être absorbées en grande quantité, d'ou résulte une hypersécrétion d'urine et une congestion habituelle des reins.

La néphrite parenchymateuse survient d'emblée à l'état chronique, chez les individus dont la constitution est épuisée ; elle succède à la néphrite aiguë le plus souvent.

Cette affection est d'une incontestable gravité : elle altère lentement la constitution, trouble les fonctions digestives et assimilatrices, réduit l'hématose, ralentit l'activité nutritive et abaisse le niveau des forces.

L'organe de la vision présente des altérations variables, depuis l'amblyopie jusqu'à la cécité complète.

La tendance aux hydropisies, la bouffissure des paupières qui est quelquefois très marquée, le matin, a pu dans certains cas, au début de la maladie, éveiller l'attention du malade et du médecin. Plus tard, des suffusions séreuses se manifestent dans le tissu cellulaire sous-cutané, dans toutes les cavités naturelles et même dans les parenchymes.

Tous ces troubles peuvent faire soupçonner la néphrite parenchymateuse; mais l'examen des urines pourra seul conduire à la certitude.

La présence de l'épithelium de la substance sécrétante des reins constitue le signe le plus positif du travail morbide qui se passe dans la glande rénale.

L'urine est pâle, abondante, souvent un peu louche ; elle mousse aisément. La néphrite parenchymateuse s'annonce le plus souvent bruyamment, évolue et peut se terminer en quelques mois, par la guérison : ce début est tout à fait distinct de celui de la néphrite interstitielle qui débute sourdement et dure des années.

La néphrite interstitielle, hyperplasique, est caractérisée par une hyperplasie du tissu connectif interstitiel, entraînant le plus souvent l'atrophie du rein ; elle coïncide d'ordinaire avec une hypertrophie du cœur, localisée au ventricule gauche et des altérations athéromateuses des artères. L'hypertrophie cardiaque s'accompagne parfois d'insuffisance aortique, exagération de tension artérielle, polyurie, hémorrhagies variées, mictions fréquentes, pressantes, incommodes, douleurs rénales. L'œdème qui peut manquer complètement, ne s'accompagne pas de ces épanchements énormes qu'on rencontre si fréquemment, lorsqu'il s'agit de néphrite parenchymateuse.

La néphrite interstitielle se montre fréquemment vers 50 ans, chez l'homme surtout, probablement parce que l'homme est plus exposé que la femme aux causes de cette néphrite (goutte, diabète, intoxication saturnine, etc.).

C'est à ses rapports fréquents avec la goutte, que cette variété de néphrite doit d'avoir reçu les noms de *néphrite goutteuse* (Rayer), *rein goutteux* (Todd, Garrod, Charcot), *néphrite uratique* (Durand-Fardel, Castelneau).

Dans le quart des cas (Lecorché), la néphrite interstitielle hyperplasique relève de la goutte, et elle peut se manifester par le fait de l'état diathésique seul, sans qu'il y ait production de calculs. Dans le plus grand nombre des cas, la goutte produirait des dépôts d'urates, et ceux-ci seraient cause à leur tour de néphrite interstitielle.

Le traitement alcalin a, avant tout, pour but de maintenir la nutrition générale. Ce n'est qu'en conservant son énergie fonctionnelle que l'estomac pourra lutter contre un mouvement de désassimilation incessant.

Le mal ne fait réellement des progrès que lorsque la nutrition pervertie ne peut plus s'opposer à l'amoindrissement des substances organiques fondamentales, que lorsqu'elle est impuissante à prévenir la diminution réelle de la masse de ces matériaux ou bien leur dilution aqueuse.

En admettant les lésions rénales que nous venons de décrire, voici comment l'eau de Vichy, dont il faudra surveiller attentivement l'usage, agirait dans chaque cas :

Dans la première période, ou période d'hypérémie de la néphrite parenchymateuse, les eaux agiraient en combattant la dysurie, en facilitant la sécrétion rénale ; en outre, au dire de Robert, l'alcalinité des urines, pendant cette première période, mettrait à l'abri de l'urémie et des inflammations qui se montrent souvent dans les périodes ultérieures.

« La médication alcaline, ajoute M. Lecorché (p. 241), suffit parfois pour s'opposer à l'évolution de la néphrite parenchymateuse, qui s'arrête alors à sa première période. Ces résultats heureux s'annoncent par la cessation des douleurs lombaires, par la disparition de l'albumine de l'urine et par le retour de ce liquide à l'état normal. On constate en même temps, chez le malade, la réapparition des forces. »

Dans la deuxième période, caractérisée par la prolifération des cellules intra-canaliculaires, les alcalins agissent par leur propriété déplétive, en diminuant la tension artérielle et consécutivement la gêne circulatoire rénale ; ils ont, en outre, l'avantage de retarder l'apparition de l'urémie, en provoquant l'élimination de l'urée et des autres matières extractives. Ils remplacent avantageusement les boissons aqueuses conseillées par Bickinson, préconisées par Bright, Grainges-Stewart, Rayer, Robert et Simpson.

*
* *

Puisque je viens de parler d'albumine, voici un nouveau moyen de la déceler.

M. Hoffman (*Bulletin général de thérapeutique*) a fait connaître un procédé simple pour savoir si des urines contiennent ou non de l'albumine. Il est dû à un pharmacien de Berlin, qui a mis à profit la réaction que l'iodure double de mercure et de potassium exerce sur les matières albuminoïdes.

On fait dissoudre d'un côté une partie de sublimé corrosif dans vingt parties d'eau, et d'autre part une partie d'iodure de potassium dans 2 parties d'eau, on mêle les deux solutions, et dans ce mélange, on trempe des feuilles de papier Joseph qu'on fait ensuite sécher et qu'on découpe en bandelettes. Il suffit de plonger une de ces bandelettes dans le liquide urinaire, et s'il contient de l'albumine, celle-ci se précipite instantanément. Pour que cette réaction se produise il est essentiel que les urines soient acides ; afin d'être certain qu'elles possèdent cette qualité, on trempe préalablement dans l'urine une bandelette de papier Joseph imprégné d'une solution d'acide nitrique.

On peut encore se servir du mélange suivant :

Acide azotique concentré..............	1 gr.
Solution saturée de sulfate de magnésie.	5 gr.

Ce mélange donne un liquide clair, ne fumant pas, ne tachant, ni ne brûlant les doigts. En raison de son poids spécifique élevé, il traverse rapidement l'urine dans laquelle on le verse, pour gagner le fond du vase, et il décèle ainsi, en très peu de temps, l'albumine, la mucine et la peptone. Il modifie peu la matière colorante de l'urine et ne produit pas de dégagement gazeux par suite de la décomposition de l'acide urique.

* * *

La néphrite interstitielle, qui a été encore appelée goutteuse, à cause de ses rapports fréquents avec la goutte, sera également amendée, dans ses deux premières périodes, d'hypérémie et d'hyperplasie, par les eaux de Vichy. Elles favoriseront surtout la résolution, dans la seconde période, en faisant disparaître les cellules lymphoïdes qui infiltrent le tissu connectif intercanaliculaire. La prolifération qui accompagne l'exaltation nutritive et plastique des éléments constitutifs du rein, est du moins enrayée, lorsqu'elle n'est pas complètement détruite.

Les moyens hygiéniques, capables de favoriser la combustion respiratoire, agissent à leur tour, selon une expression très heureuse, en *entraînant* le corps dans les voies d'une nutrition plus parfaite. Nous les retrouvons, et il faut en tenir compte, dans toutes les maladies chroniques.

Les inhalations d'oxygène, recommandées par MM. Demarquay et Leconte, ont pour résultat, en stimulant les actes respiratoires, en accroissant leur nombre et leur ampleur, d'augmenter l'urée, et, par conséquent, de modérer le passage de l'albumine dans l'urine.

Le professeur Bouchardat a préconisé l'alimentation lactée exclusive; on commence par un litre et on arrive graduellement à trois litres. Le lait devra être de bonne qualité et pris, autant que possible, au pis de la vache ou de la chèvre. Si ce régime amenait une trop grande diminution de forces, il faudrait y joindre l'usage de la poudre Carning, ou des viandes rôties et saignantes. Disons, en passant, que le régime lacté appliqué par M. Tarnier, dans son service de la maternité, lui a donné d'excellents résultats dans l'albuminurie transitoire des femmes enceintes.

On évitera les refroidissements, le froid humide et l'usage des liqueurs spiritueuses, qui favorisent l'extravasation séreuse, du côté du rein, en amenant la friabilité, la minceur des parois vasculaires, par le fait d'une altération graisseuse ou amyloïde.

Le rein est la principale voie d'élimination de l'alcool, et son passage, longtemps prolongé à travers la substance rénale, y occasionne des dégénérescences considérables, en même temps qu'il exerce ses ravages sur le tube digestif et ses annexes, le foie en particulier, aussi bien que sur la circulation et les centres nerveux.

L'apparition d'épanchements séreux devra faire suspendre le traitement alcalin et il ne faudra pas attendre que l'hydropisie se soit manifestée pour le commencer.

Les diverses complications de l'albuminurie chronique exigeront des soins spéciaux qu'il serait inutile d'énumérer ici.

GRAVELLE URIQUE ET COLIQUES NÉPHRÉTIQUES

Par lithiase urinaire, on doit entendre un état morbide caractérisé par la formation, dans les conduits urinaires, de sables, de graviers ou de calculs, aux dépens des substances qui, à l'état normal, sont en dissolution dans le liquide urinaire, ou qui ne s'y rencontrent qu'à l'état pathologique.

On admet trois espèces de lithiases :

1° Une lithiase acide (urique ou oxalique);

2° Une lithiase alcaline (calcaire ou ammoniacale);

3° Une lithiase due à la formation de concrétions de nature diverse, avec réaction variable de l'urine, ou lithiase indifférente (xanthique ou cystique).

D'après la couleur des graviers urinaires, on a encore décrit :

Une gravelle rouge (acide urique);

Une gravelle jaune (oxalate de chaux);

Une gravelle grise (phosphate ammoniaco-magnésien) ;

Une gravelle blanche (phosphate de chaux).

Ces différentes variétés de gravelles ne sont pas également tributaires des eaux de Vichy :

La gravelle urique *est la seule qui y soit réellement guérie.*

Il n'y a quelque chance de réussite dans la lithiase oxalique que lorsqu'on a affaire à des calculs mixtes d'acide urique et d'oxalate de chaux.

La gravelle urique est caractérisée par des sédiments pulvérulents et des graviers, dont l'aspect rappelle la brique pilée ; leur volume est en raison inverse de leur nombre ; ils n'excèdent point, en général, les limites du diamètre ou de la dilatabilité de l'urèthre, et peuvent être expulsés spontanément.

L'acide urique se montre chaque fois que la nutrition se trouve pervertie ou entravée, chaque fois qu'il y a surcharge alimentaire, gêne notable dans les fonctions nutritives, défaut d'équilibre entre la proportion d'oxygène absorbé et celle des matériaux azotés, sur lesquels doit s'exercer son action réductive.

Il se passe alors, pour employer une comparaison peut-être un peu triviale, mais à coup sûr fort saisissante, du Dr A. Grimaud (*De la gravelle urique et de son traitement*), quelque chose d'analogue au dépôt de la suie dans une cheminée, où le tirage est insuffisant.

On ne saurait rigoureusement comparer à un phénomène physique, un phénomène placé sous la dépendance de la vie, mais « n'est-ce point ainsi, ajoute l'auteur que je viens de citer, qu'on peut se rendre compte de l'existence si fréquente de la gravelle dans l'âge adulte, alors que les plaisirs de la table, les excès vénériens, etc., viennent ajouter leur influence à celle de la prédominance veineuse abdominale qui imprime son cachet à l'âge moyen de la vie ! L'observation attentive des faits nous révèle donc que, dans la grande majorité des cas, la gravelle est l'expression pathologique d'une perturbation apportée à la loi de l'équilibre nutritif, qu'elle est, en un mot, constituée par l'excédent de la recette sur la dépense. »

Beaucoup de graveleux et de goutteux sont atteints de prostatite ou de tendance aux congestions et à la sclérose de la prostate. Il importe de combattre de bonne heure cet état de choses, afin de prévenir les complications sérieuses.

1° Au point de vue hygiénique, le Dr Guyon recommande d'éviter toutes les causes de refroidissement général ou local.

2° Il faut proscrire d'une façon absolue les écarts de régime (dîners copieux ou prolongés, excès alcooliques, boissons excitantes, etc.).

3° Eviter la retenue prolongée de l'urine dans la vessie ; en résistant au besoin d'uriner, les prostatiques s'exposent à de véritables accidents (rétention, cystite, etc.).

4° N'user que très modérément du coït.

5° Eviter le séjour prolongé au lit, surtout dans le décubitus horizontal.

6° Pas d'équitation ni de grands voyages en chemin de fer. Combattre la constipation, sans faire usage de drastiques.

7° Activer les fonctions de la peau par des frictions sèches et le massage. Les grands bains ne devront pas dépasser un quart d'heure.

Les agents thérapeutiques que M. Guyon emploie sont : l'iodure de potassium, contre la lésion scléreuse ; le seigle, l'ergotine, la noix vomique, contre la lésion congestive ; les solanées vireuses, particulièrement la belladone, la jusquiame et la valériane, contre l'excitation vésicale.

Des concrétions peuvent se former en plus ou moins grand nombre dans les reins, sans révéler leur présence par aucun phénomène ; le plus souvent, cependant, les malades accusent un sentiment de pesanteur, une douleur obtuse, des fourmillements incommodes, dans la région lombaire.

Dans la plupart des cas, le simple déplacement des concrétions urinaires dans les reins, et surtout leur passage dans les uretères, est marqué par un ensemble de symptômes connus sous les noms d'*attaque* ou de *colique néphrétique*.

L'attaque s'annonce presque toujours brusquement, par une douleur vive, lancinante, atroce, continue et exacerbante, siégeant dans les lombes ; elle s'irradie vers les flancs et jusque dans la vessie, en suivant le trajet de l'uretère ; elle retentit dans l'aine et dans la cuisse correspondante ;

celle-ci est engourdie, raide et parfois tremblante.

Chez l'homme, la douleur s'étend aussi au testicule, qui est rétracté vers l'anneau. L'agitation est extrême ; quelques malades vont jusqu'à se rouler par terre pendant la plus grande violence des douleurs, qui peuvent finir par exciter du délire et des convulsions.

Un seul rein est habituellement atteint : il en résulte une diminution de la sécrétion urinaire ; elle serait totalement suspendue si un calcul s'engageait simultanément dans les deux uretères.

Les symptômes graves peuvent cesser tout à coup, soit que la concrétion urinaire ait repris sa place primitive, soit qu'elle ait passé dans la vessie.

Si, loin de se calmer, les symptômes douloureux persistent, si le calcul reste dans la position vicieuse qu'il occupe, le rein peut s'enflammer et l'on observe les accidents de la néphrite, de la pyélite, etc.

Il est très rare qu'un individu qui a éprouvé un accès de colique néphrétique n'en ressente pas quelque nouvelle atteinte, au bout d'un temps plus ou moins long.

En général, on n'observe de longs intervalles que lorsque les concrétions sont expulsées après chacun des accès et lorsqu'il n'existe pas dans l'économie une trop grande tendance à les reproduire.

La colique néphrétique ne reconnaît pas d'autres causes, suivant la généralité des auteurs, que l'engagement d'un corps étranger dans l'un des uretères ou simultanément dans les deux.

Elle est due, selon toute vraisemblance, à la contraction douloureuse, au spasme convulsif des uretères.

Les graviers d'acide urique, probablement par suite de la facilité de leur reproduction et de leur forme ordinairement rugueuse, développent plus fréquemment que les autres graviers, les accidents de la colique néphrétique.

Comme pour les coliques hépatiques, les malades devront se résigner avec docilité au retour de ces phénomènes morbides, qui ont pour résultat la délivrance des voies urinaires. De tels bénéfices sont inappréciables, même achetés au prix de nouvelles coliques, que peut provoquer l'action des eaux de Vichy. Elles ont, en effet, la propriété de solliciter l'expulsion des concrétions déjà formées, tout en rétablissant l'équilibre dans le fonctionnement général de l'économie.

J'hésite encore à attribuer aux eaux de Vichy une action dissolvante et désagrégeante sur les concrétions d'acide urique ou d'urates, déjà formées dans les reins ou dans la vessie. Cependant mon confrère, M. Cornillon, a conclu par l'affirmative, après avoir dissous des calculs d'acide urique dans de l'eau des Célestins.

Voici ce qu'il affirme :

« 1° L'eau des Célestins dissout les graviers d'acide urique en vertu d'une combinaison chimique.

» 2° L'agitation du liquide est nécessaire pour empêcher la formation d'une couche épaisse d'urate de soude à la surface du gravier.

» 3° Cette dissociation peut s'opérer dans l'économie, pourvu que l'ingestion de l'eau alcaline soit continuée assez longtemps. »

Pour moi, les eaux de Vichy agissent surtout par leurs propriétés éliminatrices, facilitent l'expulsion des graviers et neutralisent la disposition diathésique qui a engendré la maladie. L'ensemble des fonctions organiques est élevé à son plus haut degré d'activité physiologique et l'équilibre se rétablit avec rapidité, si surtout des conditions hygiéniques salutaires, le régime, l'hydrothérapie, un exercice suffisant, viennent encore stimuler l'hématose pulmonaire, la circulation sanguine, les sécrétions qui en dépendent et l'impulsion nerveuse à laquelle elles obéissent.

L'eau des Célestins est ordinairement indiquée dans la gravelle urique; mais comme elle est très stimulante, il sera bon d'en user avec modération, ou même d'avoir recours à une autre source, si les accidents douloureux sont habituels. Ces crises pourront même constituer une contre-indication de Vichy et nécessiter l'emploi d'eaux moins actives (Contrexeville, Evian, Vittel, Pougues, etc.). Cette indication deviendra absolue, s'il existe une affection catarrhale de la vessie, avec ou sans complication de gravelle phosphatique et si les malades sont profondément débilités. Vichy convient spécialement aux graveleux robustes et bien portants.

Ici encore, comme dans la goutte, l'emploi des sels de lithine est tout indiqué et rend de grands services, ce qui se comprend, puisque l'urate de lithine est le seul urate soluble.

Sans vouloir ajouter une importance extrême à l'alimentation comme cause prédisposante à la gravelle, je pense qu'il faut tenir compte cependant de certaines données désormais consacrées par l'observation. C'est ainsi que je recommande l'association si rationnelle des végétaux herbacés aux aliments azotés et que je proscris l'oseille, les tomates, les acides, etc.

Par contre, les cerises douces, les fraises, les raisins, qui rendent les urines alcalines, sont avantageusement utilisés.

Je proscris les alcools qui amènent la précipitation de l'acide urique, de même que des phosphates acides, lorsqu'ils existent en excès dans le sang. — Peu de bière pour cette raison.

Il faut vider régulièrement et complètement la vessie et profiter, pour atteindre ce but, d'une bonne promenade après chaque repas et des efforts nécessités par la défécation. — Une à deux cuillerées à bouche de graines de moutarde blanche, au repas du matin, pourront faciliter les selles. Térébenthine, goudron, lait, lorsque la muqueuse est malade.

Le traitement de la colique néphrétique se rapproche de celui de la colique hépatique. L'opium est encore ici un moyen très efficace pour remédier aux tortures décrites plus haut.

MALADIES DE L'UTÉRUS, MÉTRITE CHRONIQUE

« La femme est née pour la souffrance, a écrit Michelet ; chacun des grands-pas de la vie est pour elle une blessure. Nos aïeux eurent ce proverbe sombre : « Mal de *mère* dure longtemps. » *Mère* voulait dire matrice, et le sens de ce proverbe, c'est que la pauvre femme, après la torture et les cris de l'accouchement, n'en est pas quitte, que la maternité de fatigues et d'inquiétudes, de chagrins, de douleurs, la suit et la suivra ! »

L'utérus, après avoir été considéré par les anciens comme la cause première des maladies des femmes, plus tard, comme la sentine de l'organisme, le déversoir de toutes les humeurs peccantes du corps, est, à notre époque, regardé comme un viscère d'une extrême fragilité, dont les moindres lésions retentissent d'une façon déplorable sur toute l'économie.

L'importance des fonctions dévolues aux organes de la femme, la répétition périodique ou l'interruption des mouvements fluxionnaires à certaines époques de la vie, les changements de volume, de texture et de propriétés qui en résultent, suffiraient pour expliquer la fréquence et la variété des maladies utérines. La position elle-même de l'utérus, la disposition anatomique des vaisseaux, constituent autant de prédispositions aux fluxions, aux hémorrhagies et aux inflammations.

Les exigences de la mode, du plaisir, dont la femme subit le fatal empire, dès l'âge le plus tendre, avant même qu'elle ait acquis un développement suffisant pour résister aux fatigues et aux excès dont elle est la victime, contribuent pour une large part à aggraver le mal.

L'âge de la puberté, qui donne à la jeune fille les attributs de la femme, peut être le point de départ de cette série de troubles complexes qui viennent empoisonner tant d'existences : les écoulements leucorrhéiques se montrent, et leur abondance diminue la richesse du sang; l'appétit est diminué ou perverti ; l'énergie physique et morale ne tarde pas à disparaître, et la machine humaine ne paraît plus se mouvoir que par une sorte d'irritabilité nerveuse.

Les malades sont tristes, abattues, nonchalantes, et portent sur leurs traits la trace caractéristique du mal qui les mine sourdement.

Toutes les jeunes personnes qui sont retardées dans leur développement, celles qui éprouvent des suppressions momentanées ou des perturbations fâcheuses, ne sont pas également ébranlées et incommodées par ces désordres. Le plus grand nombre restent à peu près indifférentes à cet état de choses ou ne s'en préoccupent que fort peu, si peu, que la sollicitude maternelle elle-même s'endort dans une douce quiétude !

Une pareille indifférence serait des plus

coupables, des plus répréhensibles, si l'on connaissait les maux et les déboires que l'avenir tient en réserve : si quelques rares personnes *s'écoutent* un peu trop *de ce côté*, un trop grand nombre ne s'en préoccupent pas assez. Mieux vaudrait, dans tous les cas, pécher par excès de prudence que d'être victime d'une incurie funeste.

On se résout à consulter un médecin, à suivre ses recommandations, dans les cas graves ; mais les cas légers n'éveillent aucune crainte dans l'esprit et il en résulte ce fait, paradoxal de prime abord, que la maladie a d'autant plus de chances de s'aggraver, de devenir chronique et rebelle, que les signes qui l'ont caractérisée, au début, ont été plus bénins.

Une malade qui ne ressent pas de vives douleurs, qui n'a pas de pertes abondantes de sang ou de muco-pus, continue à vaquer à ses occupations et à ses plaisirs. Si elle consulte son médecin, elle n'exécute que les prescriptions qui ne lui causent pas une trop grande contrainte, et celui-ci, pourvu qu'il soit l'ami de la maison et que la métrite soit légère, est très enclin à temporiser. Les petits moyens sont conseillés et, peu à peu, l'inflammation revêt une de ces formes tenaces, qui font le désespoir de la malade et des spécialistes.

Il faudra donc tenter et suivre une médication active, quelle que soit la bénignité du mal, et se résigner pendant longtemps à garder le repos ou la position horizontale, à chaque nouvelle époque.

Qu'on ne s'y trompe pas, il n'y a de guérison certaine *que lorsque la menstruation est redevenue normale.* Aussi doit-on craindre un retour de la maladie aux époques menstruelles et redoubler de précautions pour maintenir la fluxion sanguine au degré physiologique. (A. Guérin. *Leçons cliniques.*)

Nous insistons sur ces faits, parce que la condition impérieuse du succès de la cure thermale, c'est que la métrite soit à peu près indolente ou sujette tout au plus à quelques recrudescences subaiguës.

Une saison à Vichy doit avoir surtout pour but de parfaire une guérison commencée et de triompher des reliquats de la maladie, contre lesquels les moyens ordinaires ont échoué ou sont impuissants.

Tout est grave, dirons-nous, dans les affections utérines et on ne saurait user de trop de précautions : le flux passif lui-même, l'habitude catarrhale qui constitue la leucorrhée ne saurait être négligée impunément. D'abord, bien que la leucorrhée ne soit le plus souvent que l'exagération de la sécrétion normale, elle peut devenir assez abondante pour entraîner de l'épuisement, une véritable anémie. Et puis, une pareille infirmité peut engendrer un certain dégoût, et elle n'est pas toujours sans inconvénients pour l'époux !...

Voici, d'après M. Nonat (*Traité pratique des maladies de l'utérus et de ses annexes*)

quelques signes qui permettent de déterminer approximativement les causes de l'écoulement symptomatique :

« Une leucorrhée peu abondante, constituée par une matière glaireuse, comparable à du blanc d'œuf, provient toujours de la cavité utérine et se rattache à l'existence d'une métrite chronique interne.

« La leucorrhée jaune verdâtre est fournie le plus souvent par la muqueuse vaginale. Toute matière leucorrhéique alcaline provient de la cavité de l'utérus ; la leucorrhée vaginale est toujours acide.

« Lorsque, en dehors de l'époque menstruelle, ces mucosités leucorrhéiques sont striées de sang, il est à présumer qu'il existe quelque *granulation* ou quelque *ulcération* soit sur le museau de tanche, soit sur la muqueuse vaginale. Quand le sang est mélangé en assez grande quantité au mucus ou au muco-pus, il est probable qu'on a affaire à une métrite chronique compliquée de *fongosités intra-utérines*, de *polypes* ou de *corps fibreux.* »

J'incline à croire avec M. Courty :

« 1° Que si, la plupart du temps, les diathèses n'ont pas été la cause déterminante de la maladie, une fois la maladie née, elles l'entretiennent, et, en réalité, lui impriment sa nature ; 2° qu'on ne guérirait pas la maladie, si on ne les guérissait pas elles-mêmes. »

C'est la raison d'être de la cure alcaline.

A Vichy, pas plus qu'ailleurs, nous ne guérissons, dans le sens absolu du mot, la métrite chronique ; mais nous parvenons à débarrasser la malade des principaux symptômes morbides et des troubles fonctionnels qui lui étaient le plus pénibles à supporter.

M. Gallard, avec sa longue expérience, considère, comme un idéal presque impossible à réaliser, le retour complet de l'utérus à ses dimensions et à sa structure primitives. (*Leçons cliniques sur les maladies des femmes*, 1873, p. 380.)

Les malades conserveront longtemps encore une grande prédisposition au retour de souffrances que le médecin sera parvenu, à grand'peine, à amoindrir d'abord, avant de pouvoir les faire complètement disparaître.

Le traitement interne est moins employé comme médication altérante et fondante, pour amener la résorption des exsudats anormaux, que pour combattre les troubles digestifs qui accompagnent la métrite chronique, que pour modifier l'état constitutionnel.

Le bain un peu prolongé est un excellent sédatif qui contribue à la fois et à diminuer les douleurs et à calmer l'excitation nerveuse qui fatigue tant les malades, surtout à l'approche des époques.

Je recommande aux malades de mettre l'organe lésé en contact avec l'eau minérale, soit en pratiquant des irrigations, soit en écartant les parois de la muqueuse, à l'aide d'un spéculum en bois ou en caoutchouc.

L'application topique de l'eau minérale en injections et en bains est plus particuliérement indiquée chez les sujets à constitution faible et dont la sensibilité sexuelle est peu prononcée, dans les cas où il y a tendance à la métrorrhagie, hypersécrétion de la muqueuse utérine ou vaginale, enfin lorsqu'il s'agit de combattre les érosions du col, papillaires, fongueuses, facilement saignantes.

C'est surtout dans les premières phases de la métrite chronique, ou plutôt au moment où se fait la transition de la première à la seconde période, c'est-à-dire de la période d'hypérémie, de vascularisation congestive, à la période de prolifération des produits de nouvelle formation, que les bains alcalins ont une action vraiment efficace.

M. Gubler a insisté sur l'avantage que présentent les injections ou irrigations, de nettoyer parfaitement les surfaces, de neutraliser l'acidité du liquide utéro-vaginal, de faire périr les organismes inférieurs, si abondants et si variés, qui pullulent dans ce produit de sécrétion et jouent le rôle de ferments pour transformer le mucus alcalin de la cavité utérine en pus vaginal acide.

La balnéation, surtout en piscine, et les diverses applications de l'hydrothérapie, constituent la base de la thérapeutique des affections utérines, et ce traitement a pu, à lui seul, dans certains cas, mettre un terme à ce grand sujet de tristesses conjugales, la stérilité.

C'est surtout dans les cas où les atrésies et les obstructions de l'utérus ou des trompes sont le résultat de métrites, de salpingites, d'ovarites, de pelvi-péritonites, dont la résolution peut s'effectuer sous l'influence du traitement hydro-minéral, que les eaux de Vichy peuvent procurer une grossesse inespérée.

Dans d'autres cas, cette médication, en faisant disparaître l'irritabilité de la matrice et le vaginisme des parties externes, pourra mettre l'épouse en possession des joies de la maternité !

D'après Aran, qui s'est beaucoup occupé des maladies des femmes, la douche froide est de tous les modificateurs généraux celui dont l'action est la plus puissante et la plus efficace dans les maladies utérines.

C'est aussi l'avis du docteur Tripier : « La seule pratique qui, jusqu'ici, ait donné des résultats avantageux dans le traitement des engorgements utérins est l'hydrothérapie. » Et il recommande les douches périnéales, les douches utérines, les douches rectales combinées avec la douche en pluie, cette dernière étant appelée à remplir des indications générales, que, quelque désir qu'on ait de localiser le traitement, il est difficile de négliger.

« Qu'elle soit idiopathique ou symptomatique, du moment où la congestion utérine affecte le type passif, il faut, d'après le Dr Beni-Barde, lui opposer une énergique révulsion, et l'hydrothérapie réalise ce but plus efficacement qu'aucune autre médication. Elle a surtout pour effet de rendre aux vaisseaux la tonicité qui leur manque et de réagir, à la fois, dans un sens de déplétion et de reconstitution, sur la circulation utérine et sur la circulation générale trop souvent solidaires l'une de l'autre ».

Il est certain, comme l'a fait remarquer le professeur Courty, « qu'il est difficile, sans l'hydrothérapie, de mener à bonne fin la cure de la majorité des affections utérines. »

L'action du médecin sur la marche et la terminaison de la métrite chronique, est moins limitée qu'on ne pourrait le croire de prime abord ; il peut obtenir une amélioration sensible de la maladie locale, de même que de l'état général des malades, en employant avec persévérance un traitement rationnel pour chaque cas particulier.

Tout le monde sait que le fer est le médicament par excellence de la chlorose ; on pourrait généraliser ses propriétés et l'appliquer à toutes les affections utérines, parce qu'elles entraînent toutes un certain degré d'appauvrissement du fluide sanguin.

Dans l'état de santé, l'animal reconstitue tous les éléments du sang à l'aide des substances qu'il trouve dans les aliments.

D'après Bischoff, on trouve que le corps de l'homme contient approximativement 2 gr. 267 de fer. Les proportions de sesquioxyde de fer qu'on trouve dans mille parties de sang, sont représentées par 0,832 chez l'homme et 0,770, chez la femme.

En supposant donc qu'il n'y ait pas assez, à un moment donné, de cet élément métallique dans l'économie, de faibles doses devront nécessairement rétablir l'équilibre.

Une ardeur tant soit peu intempestive serait funeste. Si, d'une façon générale, le fer est mal supporté, si l'estomac semble le refuser, si la gastralgie et la dyspepsie augmentent sous son influence, cela tient à ce qu'il est administré à doses trop élevées.

En ingérant l'eau de la source *Mesdames*

et du puits *Lardy*, on évitera l'excès que nous venons de signaler.

« A l'état particulier où il se trouve dans les eaux minérales, associé, dans beaucoup de sources, à des éléments qui entrent aussi dans le sang, le fer semble être mieux absorbé, plus facilement toléré par le tube digestif, agit à doses moins élevées que les préparations martiales des officines. Il paraît, en un mot, réussir là où celles-ci ont échoué. » (Dr Desnos.)

Au reste, l'anémie est un état chronique qui réclame une thérapeutique chronique. Le fer doit donc être administré longtemps pour pouvoir imprimer à l'économie de profondes modifications et il ne sera supporté facilement que s'il est pris à faible dose.

Une hygiène rigoureuse, un régime tonique, aideront à mettre les organes dans des conditions de santé telles que ceux-ci trouvent en eux la puissance nécessaire pour assimiler le fer des aliments.

L'alimentation sera réparatrice, les mets

succulents et nutritifs, sous le plus petit volume possible; il importe qu'ils soient pris à des heures régulières et en quantité suffisante. On se trouvera bien de faire prédominer la nourriture azotée. Tous les organes de la vie plastique et de la vie de relation en reçoivent une excitation favorable : l'action cérébrale est augmentée, ainsi que celle du système musculaire, qui reçoit en abondance les principes d'une réparation aussi prompte que directe. L'appétence et le désir doublent en quelque sorte les aptitudes digestives. Cette influence, sensible dans l'état de santé, le devient encore plus dans les maladies utérines : les goûts et les répugnances alimentaires du sujet devront rarement être heurtées de front.

On ne saurait trop recommander la vie au grand air, le repos moral, un exercice modéré, à l'exclusion de tout ce qui pourrait imprimer à l'utérus malade des mouvements trop violents, l'usage modéré des rapports conjugaux ou mieux encore le repos à peu près absolu de l'organe malade.

C'est surtout au moment des époques menstruelles que les malades devront se soustraire avec plus de précautions que jamais à toutes les causes d'excitation : la congestion qui se produit alors, dans tout le système génital, peut très facilement devenir le point de départ d'une de ces bouffées inflammatoires qui marquent le retour des accidents.

Les excursions dans les environs de Vichy, les fêtes du Casino, constituent un adjuvant très heureux et nous donnons volontiers toute liberté sur ce point, pourvu que la modération serve de guide.

Après une journée bien remplie, on devra toujours préférer l'excitation modérée qui résulte des plaisirs de l'intelligence ou des douces émotions du cœur et de l'imagination, aux enivrements et aux fatigues de la danse.

La crainte d'être privée d'une jouissance

favorite (comme Michel Lévy l'a signalé), fait taire la douleur, signal d'une lésion grave qui débute et qui s'installe sous le prestige d'une pâleur... intéressante.

Enfin, les refroidissements sont toujours à redouter, et il est regrettable que la soirée fasse une brèche dans la nuit, lorsque la matinée du lendemain réclame tous les instants de la malade.

La pudeur, qui est l'expression la plus élevée de la délicatesse de la femme, empêche certaines dames de confier leurs maux et leurs angoisses au médecin. Cette réserve est assurément respectable ; mais il ne faudrait pas la pousser à l'extrême : des lésions graves pourraient en être la conséquence.

Max Simon a éloquemment retracé (*Déontologie médicale*) les devoirs du médecin, à l'égard des femmes, dans leurs maladies. Quelques citations de cet auteur doivent trouver leur place ici :

« Le médecin devra constamment, dans ses relations avec la femme qui souffre, se montrer plein de réserve et de circonspection. Nous savons toutes les exigences de la logique de la science et nous n'irons point, par une pruderie ridicule, interdire aux médecins les explorations délicates qui, dans mille occasions, *assurent seules* la certitude du diagnostic. Mais qu'il se tienne en garde contre les séductions de la plus périlleuse séméiologie. La convenance, qui enveloppe la chambre d'une femme du mystère du gynécée antique, est une loi de haute moralité ; cette barrière tombe devant le médecin et quelque circonspection qu'il mette dans les investigations auxquelles il doit se livrer pour s'éclairer sur la nature et le siège du mal, bien des secrets lui sont révélés. Il faut que ses sens reçoivent toutes ces impressions et qu'ils n'y répondent pas ; il faut que celles-ci se jouent autour du cœur sans y pénétrer, car les sens troublés, émus, n'apporteraient à l'intelligence que des informations erronées et l'œuvre de la science deviendrait impossible. »

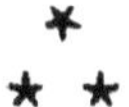

Recommandons tout spécialement, pour terminer, la quiétude et la confiance ; il est de toute nécessité d'écarter les précautions, les angoisses, les idées tristes.

Notre rôle devient alors aussi doux que poétique ; nous sommes toujours heureux de faire luire un rayon d'espérance, et de relever les courages abattus.

Cette médecine, toute *morale*, qui écarte d'une main l'émotion nuisible et qui, de l'autre, prodigue les consolations, trouve fréquemment son application dans les affections utérines.

Cette partie de l'art de guérir qui puise ses éléments dans le cœur, bien plus que dans les froides combinaisons de l'esprit, prouve une fois de plus que si l'exercice de notre profession émousse cette sensibilité des nerfs qui trouble les sens, elle laisse intacte et pure cette sensibilité de l'âme qui compatit à la douleur, qui l'abrège et la console.

Hélas ! personne ne peut sans passions, et par conséquent sans émotions, traverser les épreuves de la vie ; aussi, chaque existence a son ver rongeur, sa plaie cachée, son mystère de douleur. — Pour tous ceux qui pleurent ou souffrent, les consolations de l'amitié, les assurances de l'homme de l'art sont toujours très efficaces :

Consoler, c'est encore guérir !

APPENDICE

RENSEIGNEMENTS UTILES

Six trains transportent chaque jour à Vichy, pendant la saison d'été, une quantité considérable de voyageurs.

On trouvera dans les indicateurs spéciaux les heures du départ des trains. Il faut environ huit heures pour aller de Paris à Vichy par train express. Il existe même un train rapide, du 15 juin au 1er septembre, qui met deux heures de moins.

Je recommande aux malades de se défier des renseignements qui leur seront fournis par les *pisteurs*, qui les circonviennent à leur arrivée à Saint-Germain-des-Fossés et à Vichy.

Les malades qui ne sont adressés directement à aucun de nous, trouveront dans les couloirs du grand établissement, au Casino et sur la promenade du Vieux Parc, une liste de tous les médecins qui exercent à Vichy.

On ne paie pas l'eau des sources, bue sur place ; mais il est d'usage, à la fin de la saison, de donner une gratification à la donneuse d'eau.

Les malades qui doivent prendre des bains peuvent, au commencement et à la fin de la saison, choisir facilement l'heure qui leur convient le mieux; dans l'intervalle, les chefs baigneurs désignent les séries disponibles.

Les séries sont ouvertes ou supprimées au fur et à mesure des besoins du service ; les heures les plus recherchées et les plus commodes sont comprises de 7 heures du matin au déjeuner. On se réserve l'après-midi pour les excursions, les visites, ou pour assister au concert de 2 h. 1/2.

TARIF DES BAINS ET DOUCHES

La durée des bains est de une heure quinze minutes, y compris le temps nécessaire à la toilette; au-delà de ce temps, le bain est payé double.

BAINS & DOUCHES Linge compris.	1re classe.	2e classe.	3e classe.
Bains ou douches de luxe	5 »	» »	» »
Bain avec douche de luxe	8 »	» »	» »
Bains minéraux	2 50	1 50	» 60
Bains de piscine	2 »	» »	» »
Bains minér. avec douche en baign.	3 50	2 25	» »
Bains d'eau douce	1 50	1 »	» »
Bains de siège	1 »	» 75	» »
Bains de pieds	» 50	» 30	» »
Bains ou douches de vapeur	3 »	» »	» »
Bains ou douches, gaz acide carbon.	1 »	» »	» »
Grandes douches à percussion	2 50	1 50	» 60
Douche froide ou limitée	1 50	1 »	» »
Douches ascendantes	» 75	» 50	» 30
Douches vaginales	» 50	» 30	» »
BAINS & DOUCHES A PRIX REDUITS			
Le Bain et la Douche pris simultanément	3 50	2 25	1 10
Le Bain ou la Douche aux séries de 10 h., de 11 h. 1/4 et de 1 h. 1/4.	2 »	1 25	» »

Séance d'inhalation de gaz acide carbonique..... » 50
Séance d'inhalation de gaz oxygène............. 1 »
Séance d'inhalation d'eau minérale pulvérisée, eaux de Vichy, Eaux-Bonnes, etc. 1 »

Linge supplémentaire

Serviette.............. .... » 10
Peignoir.................................... » 15
Fond de bain.......... .... » 20

Bains à domicile

De cinq heures du matin à six heures du soir.

Bains minéraux..... .... 3 »
Bains d'eau douce............................ 2 »

Nota. — S'adresser aux chefs baigneurs ou au concierge et prévenir deux heures à l'avance.

Pour les bains demandés de six heures du soir à cinq heures du matin, 2 fr. en sus des prix ci-dessus.

Bains de l'Établissement de la source de l'Hôpital.

Mêmes prix que dans les autres Etablissements.
Bains de piscine............................... 2 »
Bains sulfureux de Barèges, tout compris........ 3 »

Lorsque les préparations ne sont pas fournies par l'Etablissement, il est payé par chaque bain, 1 fr. pour détérioration des appareils.

Bains gratuits.

Les bains gratuits civils ou ecclésiastiques et ceux de l'Assistance publique, sont donnés aux heures fixées par la Compagnie fermière

Il est d'usage, aux bains comme dans les hôtels, de donner une gratification pour le service. Des troncs sont établis à cet effet près des chefs baigneurs. — La gratification est répartie intégralement, à la fin de la saison, entre le personnel des bains.

HOPITAL MILITAIRE

Cet établissement, qui est plutôt un vaste hôtel qu'un hôpital, renferme 120 chambres d'officiers et des chambrées pour 60 sous-officiers et soldats. Du 1er mai au 30 septembre, le personnel se renouvelle tous les mois, ce qui permet à nos éminents confrères chargés du service médical, de pouvoir traiter annuellement 7 à 800 malades, envoyés de toutes les parties du monde.

Une partie de l'hôpital est destinée au casernement de la 13e section d'infirmiers militaires, dont le siège était à Lyon. Le matériel d'ambulance du 13e corps d'armée est emmagasiné dans un des bâtiments et un vaste hangar sert à remiser les voitures d'ambulance dudit corps d'armée.

HOSPICE CIVIL

Cet établissement se divise en *Hôpital civil*, *Hospice* et *Hôpital thermal.*

Comme *Hôpital civil*, il est ouvert aux malades indigents de 16 communes qui forment sa circonscription.

Comme *Hospice*, il donne asile à 26 vieillards et reçoit en outre 35 personnes des deux sexes appartenant à ces mêmes communes.

Comme *Hôpital thermal*, il affecte, pendant la saison des Eaux, du 15 mai au 30 septembre inclusivement, 80 lits pour les indigents des deux sexes venant des divers départements. Le service médical est gratuit.

Les réceptions des malades faisant usage des Eaux minérales se divisent en trois périodes :

La première du 15 mai au 30 juin ; la

seconde, du 1er juillet au 15 août inclus ; la troisième et dernière, du 16 août au 30 septembre.

Chacune de ces périodes est subdivisée en deux admissions, savoir :

Pour la première période, le 15 mai et le 8 juin.

Pour la deuxième période, le 1er et le 22 juillet.

Pour la troisième période, le 16 août et le 8 septembre.

Les admissions n'ont lieu que le premier jour indiqué pour chaque période.

Les malades des neuf départements suivants : Allier, Puy-de-Dôme, Haute-Loire, Haute-Vienne, Corrèze, Nièvre, Saône-et-Loire, Loire, Cantal, ne peuvent être reçus que pendant la première et la dernière période.

Les malades étrangers à ces neuf départements peuvent se présenter à toutes les époques de la saison des bains.

Le prix de la journée pour chacun des

malades des départements autres que celui de l'Allier est fixé à 1 fr. 50.

L'administration de l'Hospice de Vichy ne pouvant disposer que d'un certain nombre de lits pour le service thermal, on est prié d'adresser, *quinze jours au moins à l'avance, la liste et les dossiers complets des personnes présentées, et surtout de ne les diriger sur Vichy, que lorsque l'on aura reçu avis de leur inscription sur la liste d'appel dressée pour chaque saison.*

Pour éviter toute demande inopportune, en aucun cas, l'Administration hospitalière ne fait d'avance aux malades pour frais de retour, et, en ce qui concerne le paiement des frais de séjour, elle n'entend admettre d'autre système de recouvrement que les deux suivants, *sans autre intervention de sa part* : 1° La perception directe par le Receveur, le jour même de l'admission, et pour la saison entière, des sommes allouées ou remises à cet effet aux indigents ; 2° ou le versement dans la caisse de ce comptable à

Vichy, sans frais et sans déplacement pour lui, du montant des engagements souscrits.

PIÈCES A PRODUIRE

1° Certificat délivré par le Maire, constatant l'indigence du postulant.

2° Engagement souscrit par la commune ou le département, d'acquitter les frais de séjour à la Caisse du Receveur de l'Hospice.

L'Administration hospitalière consent néanmoins à recevoir le prix de journée des personnes qui peuvent le payer directement pourvu qu'elles justifient que c'est le produit d'un secours spécialement accordé à cet effet.

3° Certificat d'un médecin constatant la nature, l'origine et la durée de la maladie qui nécessite l'usage des eaux de Vichy.

Les malades qui ont déjà fait une ou plusieurs saisons à l'Hôpital, devront rapporter le bulletin délivré à la dernière saison par le médecin chargé du service thermal.

4° Un extrait du rôle des contributions

directes constatant que le malade ne paye pas plus de 15 francs de contributions de toute nature.

S'il s'agit d'un enfant mineur, l'extrait sera délivré au nom du chef de la famille, et au nom du mari s'il s'agit d'une personne mariée.

CASINO & THÉATRE

Le Casino est ouvert du 15 mai au 15 octobre.

Le Théâtre est ouvert du 15 mai au 30 septembre.

TARIF

L'abonnement au Casino ou au Théâtre est d'un mois.

CASINO

L'abonnement au Casino donne droit :

1° A l'entrée libre dans les salles de jeux, de billards, de lecture, de bal, dans la vérandah et dans le jardin réservé.

2° A l'entrée aux bals et aux concerts de la salle des fêtes.

3° A l'usage gratuit des chaises dans le parc, dans les Célestins et les promenades appartenant à la Compagnie.

Les prix sont fixés de la manière suivante :

Abonnement par personne.	25	»
Abonnement d'un enfant au dessous de 15 ans . .	10	»
Entrée pour un jour, même les jours de bal et de concert............................	2	»

Les prix des jeux sont tarifiés ainsi qu'il suit :

Le whist, la partie en tête à tête...............	5	»
Le piquet, la partie en tête à tête ou la passe...	3	»
L'écarté — — ...	2	»
Le billard, l'heure du jour....................	1	50
— l'heure de nuit....................	2	50
Le domino, le trictrac, les échecs, la séance....	1	»

THÉATRE

L'entrée ou l'abonnement au Théâtre est distinct de l'entrée et de l'abonnement au Casino.

Les prix, les jours de représentations ordinaires, sont fixés de la manière suivante :

Entrée avec stalle numérotée	4	»
Entrée pour une loge de quatre places.........	16	»
Abonnement au théâtre pour une personne avec stalle numérotée.........................	45	»

THÉATRE ET CASINO

Entrée cumulée d'un jour pour le Casino et le Théâtre	5 »
Abonnement cumulé au Théâtre et au Casino au mois, pour une personne	60 »
Abonnement de famille comprenant, soit le mari et la femme, soit l'un des deux avec un enfant.	100 »

Les cartes d'abonnement pour le Casino et pour le Théâtre sont personnelles et nominatives. Elles sont signées par le titulaire. — Elles doivent être portées ostensiblement et représentées à toute demande des agents de la Compagnie.

Il est interdit de fumer dans la salle de spectacle, le salon de lecture, le salon des dames, la salle des fêtes et pendant les concerts sous la vérandah.

TARIF DES VOITURES A VICHY

(Extrait de l'arrêté préfectoral)

Il est conseillé à toute personne de bien faire le prix avant de monter en voiture. Cette précaution évite le plus souvent des difficultés.

Art. 16. — Les prix à payer sont fixés ainsi qu'il suit :

VICHY

INTÉRIEUR DE LA VILLE ET TERRITOIRE

De six heures du matin à minuit.

Voiture à un cheval, la course. 1 fr. 25 — l'heure 2 fr. 25
Voiture à 2 chevaux, la course 2 » — id. 3 »

De minuit à six heures du matin.

Voiture à un cheval, la course 2 fr. » — l'heure 3 fr. »
Voiture à 2 chevaux, la course 2 50 — id. 3 50

Course de la gare avec ou sans bagages, aller du chemin de fer dans les hôtels et réciproquement.

De six heures du matin à minuit.

Voiture à un cheval, la course................	1 fr.	50
Voiture à deux chevaux, la course.............	2	50

De minuit à six heures du matin.

Voiture à un cheval, la course................	2 fr.	»
Voiture à deux chevaux, la course.............	3	»

Moyennant ces prix, les voyageurs arrivant à la gare seront conduits jusqu'à ce qu'ils aient trouvé à se loger.

HORS VICHY (aller et retour, repos compris)

	1 chev.	2 chev.
Casino des Justices......................	7 fr.	10 fr.
Charmeil..............................	7	10
Côte Saint-Amand......................	7	10
Les Malavaux..........................	7	10
La Montagne-Verte.....................	7	10
Saint-Yorre...........................	7	10
Saint-Germain-des-Fossés..............	7	10
Saint-Rémy	7	10
L'Ardoisière..........................	8	12
Busset (retour par Saint-Yorre et la route de Nîmes)........................	15	20
Busset (retour par l'Ardoisière)..........	16	22
Châteldon...........	15	20

	1 chev.	2 chev.
Maulmont (retour par Saint-Yorre et la	fr.	fr.
route de Nîmes)......................	15	20
Gannat..............................	15	20
Randan (par Bois-Randenez)...........	15	20
Randan (retour par Maulmont et Saint-Yorre)..........................	18	24

Courses et promenades sans but déterminé hors de Vichy. — Voiture à un cheval, première heure, 3 fr.; les heures suivantes, 2 fr.; voiture à un cheval, la demi-journée, 9 fr.; la journée, 18 fr. Voiture à deux chevaux, la première heure, 4 fr., les heures suivantes, 3 fr.; voiture à deux chevaux, la demi-journée, 12 fr. 50 c.; la journée, 25 fr.

Le prix de la première heure sera toujours dû intégralement, lors même que le cocher n'aura pas été employé pendant l'heure entière.

Les heures suivantes se fractionneront et seront payées par quart.

Hôtels, maisons meublées, villas.

La moyenne du prix des hôtels, chambre et nourriture, est de 7 à 12 fr. par jour. En général, les logements deviennent moins chers, à mesure que l'on s'éloigne de l'Etablissement thermal. Les personnes qui veulent faire choix d'une maison meublée ou d'une villa, feront bien de descendre préalablement dans un hôtel, avant de se fixer.

On trouve à la station de la gare : l'omnibus de la ville, les omnibus des principaux hôtels et les voitures de place.

Promenades, excursions.

Les promenades aux environs de Vichy sont nombreuses. Les excursions les plus usitées ont pour objet :

Cusset, chef-lieu de canton, à 3 kilomètres de Vichy. On peut s'y rendre à pied par le chemin de Mesdames qui longe le Sichon et faire une halte à moitié route, au pavillon qui abrite la source Mesdames. En outre, des omnibus stationnent toute la journée devant l'hôpital civil. — L'établissement Sainte-Marie, l'allée des platanes séculaires, l'église, la prison, sont dignes d'intérêt. Depuis quelques années, des amateurs de curiosités fouillent Cusset et y découvrent des trésors artistiques, qui enrichissent les vitrines des collectionneurs. Que les intéressés se hâtent de faire leur enquête, pour éviter le vandalisme des ignorants ou la rapacité des spéculateurs.

La Montagne-Verte, à 4 kilom. — Joli nom et nom mérité. Coup d'œil splendide. Du belvédère, on aperçoit la grande chaîne du Forez, le Mont-Dore, le Puy-de-Dôme, tous les géants de l'Auvergne et même la cathédrale de Bourges. Café-restaurant, salle de billard, jeux divers.

Les Malavaux, à 7 kilom. — Le Puits-du-Diable, la Fontaine-des-Sarrasins. Paysage étrange, tourmenté. La Suisse en miniature. Café-restaurant. On paye 50 centimes pour visiter ce qui fut le castel des Templiers criminels, dont le souvenir, conservé par la légende, répand encore l'effroi dans le voisinage.

Le Plateau de la Couronne. — Un peu plus loin que les Malavaux. Ruines du château de Montclar.

L'Ardoisière, à 10 kilom. — Excursion très pittoresque, frais paysages, gorges boisées, sentiers ombreux. Un ruisseau capricieux forme une cascatelle qu'on a prétentieusement baptisée du nom de « Niagara de la montagne bourbonnaise. » Un charmant kiosque qui se transforme souvent en salle à manger, se cache un peu plus loin, derrière les arbres, comme une coquette derrière son éventail. La grotte est d'une fraîcheur... glaciale. Si jamais le soleil y a pénétré, il a dû y attraper un rhumatisme.

Avis aux visiteurs ! En résumé, un agréable lieu de rendez-vous, où on peut laisser courir sa pensée en tous sens, avec certitude qu'elle trouvera de quoi rassasier sa rêverie.

La côte Saint-Amand. Un des plus jolis panoramas des environs de Vichy. La vue embrasse la vallée, de vertes forêts, de riches coteaux ; voilà Randan, voilà Maulmont ; là-bas, Bourbon-Busset, dont les tourelles semblent encore protéger le village, le roc Saint-Vincent, le noir Montoncelle, le géant de la chaîne du Forez ; les clochers émergent de ci, de là, et l'Allier décrit ses méandres dans le lointain.

Du haut de la tour, munie d'une longue-vue, on a, je le répète, une vue splendide. Il faut une heure pour gravir à pied la colline, couverte de vignes et d'arbres fruitiers. C'est la vivante image de la bonté que ces êtres muets qui tendent vers nous leurs bras chargés de présents. Des poteaux indicateurs servent à guider les touristes. Le restaurant est assez convenable. Billard et jeux divers.

Le Château de Bourbon-Busset. A quatorze kilomètres. — Vieux manoir féodal dont les machicoulis et les créneaux semblent encore défier l'assaut. Les tours commandent la vallée avec l'attitude fière et mélancolique d'une forteresse.

On s'y rend habituellemeut en passant par l'Ardoisière, et on revient par Saint-Yorre.

De l'Ardoisière à Bourbon-Busset, le paysage est d'une verdoyante sauvagerie, dont on ne se lasse pas.

Si sain à l'imagination et si reposant aux yeux est ce paysage resserré et sans horizon, qu'on l'abandonne à regret pour arriver au plateau qui le couronne et où on voit se dresser le château de Bourbon-Busset.

Le fondateur de la maison de Bourbon-Busset fut le prince-évêque de Liège, Louis de Bourbon, cinquième fils du duc Charles, dont le tombeau est à Souvigny. Il s'était marié avant de recevoir l'ordination. De ce mariage naquirent trois fils, qu'on désignait alors sous le nom de bâtards de Liège, à cause de l'irrégularité du mariage de leur père, et peut-être aussi parce que les enfants naquirent à une époque postérieure à celle où l'évêque reçut la prêtrise.

Pierre, l'aîné de ses enfants, fut la tige des comtes de Bourbon-Busset. Il épousa une veuve issue de l'illustre famille auvergnate des Allègre : elle lui apporta en dot la seigneurie de Busset qui, depuis, a servi à distinguer sa descendance.

Le second comte de Busset épousa Louise Borgia, duchesse de Valentinois, la propre fille du terrible César Borgia, fils d'Alexandre VI. Elle avait été unie en premières noces au vieux capitaine Louis de la Trémoille; depuis lors, la famille s'est unie aux Larochefoucauld, Clermont-Tonnerre, Lafayette, Montmorillon, Gontaut-Biron, etc.

Il est à remarquer combien la façade du château est sobre d'ornements ; cela frappe d'autant plus qu'il date de l'époque de l'éblouissante floraison de pierre de la Touraine et de l'Anjou.

La chapelle gothique, récemment restaurée, montre comment la ligne seule, toute dépouillée, toute géométrique et abstraite, peut produire une impression, non plus de gravité, de noblesse et de haute élégance, ce qui n'aurait rien que de naturel, non même de pureté, ce qui se comprendrait encore, mais de gentillesse et de toute mignonne grâce. A l'intérieur, je signalerai spécialement le vestibule ou galerie d'entrée et quelques cheminées très originales du XVIe siècle.

De la terrasse du salon moderne, on a un coup d'œil féerique. Le regard embrasse tout l'espace qui s'étend des plaines du Bourbonnais aux sommets de Sancy : il découvre cette fertile Limagne qui a inspiré Rosa Bonheur, et où il semble que les coquelicots soient plus rouges, les bleuets plus azurés, les blés plus dorés qu'ailleurs.

Château de Randan. A seize kilomètres. — Demeure princière appartenant au duc de Montpensier. Sa construction remonte, dit-on, au VIe siècle. Randan aurait été construit par des religieux ; il devint château féodal au XIIe siècle, passa au XVe dans les mains de la veuve du comte de Sancerre, ami de Polignac, qui le transmit, en 1518, par son mariage avec François de La Rochefoucauld, à cette puissante famille. En 1821, il devint la propriété de la princesse Adélaïde d'Orléans.

La chapelle et les appartements sont remplis de souvenirs historiques et de portraits de famille. Les cuisines et les vieilles broches remplissent de stupéfaction. Rien n'empêcherait le bœuf d'Ajax et les douze marcassins de Trymalcion d'y cuire fort à l'aise. Le parc environnant renferme des arbres de toute beauté ; des balcons, l'œil s'étend sur un demi-cercle de plus de 60 kilomètres de rayon.

Il y a des bains de soleil et de verdure,

a-t-on dit, qui sont des bains de Jouvence. On s'en aperçoit bien en traversant les bois remplis d'émanations saines, d'échos joyeux et de sensations caressantes, qu'il faut parcourir avant d'arriver à Randan. On dirait qu'on marche dans de la gaieté, tant la chanson du bûcheron rit largement dans le lointain, et l'on revient ayant pris du ciel pour huit jours.

A partir du 1er juillet jusqu'au 1er octobre, la visite du château et du parc est permise, de midi à cinq heures, les jeudis, dimanches et jours de fête. On peut aller et revenir entre le déjeuner et le dîner, en faisant le tour complet, par des chemins différents.

On visite, en allant, le village d'Hauterive et le très coquet rendez-vous de chasse de Maulmont, qui a été construit en style gothique par les ordres de la princesse Adélaïde, sur l'emplacement d'une ancienne Commanderie de Templiers. La salle à manger est très élégante, et du haut des tours on a une jolie vue.

Charmeil. A six kilomètres. — Sur la rive gauche de l'Allier. Charmeil possède des tilleuls séculaires, des solitudes verdoyantes pour les soupirants, des sentiers perdus pour la facilité des confidences et des aveux, des berceaux retirés pour les rêveurs et les misanthropes. Malheureusement, les nouveaux propriétaires n'en autorisent qu'exceptionnellement la visite. Au retour, on traverse l'Allier sur un pont suspendu qui marie les deux collines voisines. Vue de Vichy, la courbe de ce pont ressemble à un fil d'araignée jeté dans la brume.

Château de Billy. On peut y aller à pied de la gare de Saint-Germain-des-Fossés. La grandeur déchue de ce nid féodal est voilée de lierre et de mélancolie ; ses tourelles décrépites surplombent la ligne du chemin de fer et dominent encore le village comme une menace. Elles possèdent au plus haut point cet attrait, cette empreinte artistique, dont le temps enveloppe les vieilles ruines.

La châtellenie de Billy était un fief de la

maison de Bourbon. Ce qui en reste appartient aujourd'hui à M. François-Stanislas Morins, comte d'Arfeuilles. Un des membres de cette famille sauva la vie à Philippe-le-Bel, à la bataille de Mons-en-Puelle (1304). En reconnaissance de quoi le roi lui permit d'ajouter une fleur de lys d'or à ses armes.

Au quinzième siècle, Billy était une ville importante et fortifiée. Les deux enceintes qui la protégeaient encore en 1790 étaient défendues par onze tours crénelées. Il en existe encore un certain nombre au couchant.

La citadelle était elle-même protégée par cinq grosses tours : la plus haute, appelée le donjon, est bien conservée.

Le comte d'Arfeuilles fera reconstruire le bel escalier en pierre qui se trouvait à l'intérieur de ce donjon. Cette réparation intelligente permettra aux visiteurs de monter jusqu'au faîte des constructions encore debout et d'admirer le panorama qui se déroule à perte de vue.

On pénètre, par une porte ayant tous ses anciens ferrements, dans une voûte encore en bon état, pour visiter les oubliettes.

La porte d'entrée de la ville, avec son cintre d'une hauteur de huit mètres, existe encore ; elle commence la rue Chabotin.

Non loin de là, s'élèvent plusieurs châteaux de construction récente, la jeunesse à côté de la caducité.

Châteldon, à vingt kilomètres. — Ce village est plein de surprises architecturales ; restes imposants d'un vieux château. La nature, dans toute sa grâce et sa simplicité. Sur les bords du Vauziron s'élève un établissement thermal composé de deux sources : le *Puits-Carré* et le *Puits-Rond*.

L'eau de Châteldon est excellente pour la table. Légèrement ferrugineuse, elle rend à l'estomac son énergie et au sang les globules rouges qui lui manquent.

Thiers. — Route pittoresque. Horizons lointains. Rien de ravissant comme le coup-d'œil qu'on a de certaines rues, alors que la lumière se déverse comme une pluie de fleurs sur la campagne environnante. Par chemin de fer, Thiers est à une heure de Vichy et peu de touristes se dispensent de cette promenade. Tous les mardis, un train de plaisir à prix réduits est organisé, entre les deux repas. L'affluence est toujours considérable et MM. les pick-pockets en profitent pour faire des victimes :

Avis aux intéressés.

TABLE DES MATIÈRES

*

quables dans la *congestion* et les *troubles fonctionnels du foie*, les *coliques hépatiques*, la *lithiase biliaire* et surtout dans les *hépatiques chroniques*, aussi bien celles de notre climat que celles contractées dans les pays chauds.

DOSES ET MODE D'ADMINISTRATION

Le **Boldo-Verne** offre au médecin un médicament agréable, économique, facile à doser et à approprier au goût du malade. On le prend en mangeant, dans un peu d'eau, du vin, du café, ou sur un morceau de sucre. Les doses seront réglées de la façon suivante : au début du traitement, 30 gouttes aux repas, deux fois par jour, pendant quatre jours, puis 40 pendant le même laps de temps, enfin 50 et 60, dose qu'il ne faut pas dépasser. On pourra, lorsqu'on aura atteint le nombre maximum, s'éviter l'ennui du compte-gouttes en prenant une demi-cuillerée à café de **Boldo** à chaque repas. Pour les enfants, demi-dose; les dames devront suspendre ce traitement au moment de leurs époques et ne le reprendre que deux jours après.

L'Elixir de Boldo se prend à la dose de quatre cuillerées à café par jour, soit pur, soit dans un demi-verre d'eau, au dessert, à chaque repas, et matin et soir.

Boldo-Verne, avec Compte-Gouttes : le flacon, **4** fr.

Elixir de **Boldo-Verne :** Le flacon, **3** fr.

Dépôt à Paris, 25, rue Réaumur.

A Vichy, à la Pharmacie du Parc, chez M. Sautereau.

Peptonoïdes de bœuf Carnick.

Aucun produit alimentaire analogue ne peut être comparé à cette préparation, qui est très nutritive, agréable au goût et bien supportée par les malades les plus délicats. Elle contient 70 0/0 de substance productrice de la chair et plus de 20 0/0 de substance génératrice de la chaleur. Elle convient à la plupart des malades de Vichy, surtout au début du traitement, chez les diabétiques, les dyspeptiques, les personnes anémiées, etc. On peut prendre cette poudre peptonisée en y ajoutant de l'eau bouillante, un peu de sel et de poivre ; avec du lait, des soupes, du bouillon, une sauce quelconque, du punch, sur une tartine, ou dans un sandwich, etc., etc. Prix : 5 fr. 50.

MALTINE

Extrait concentré d'orge, d'avoine et de froment maltés. Associée à la pepsine et à la pancréatine, la maltine agit d'une façon tout à fait efficace contre les états dyspeptiques traités à Vichy. Il est rare que les troubles gastriques ne soient promptement dissipés sous l'influence de cette combinai-

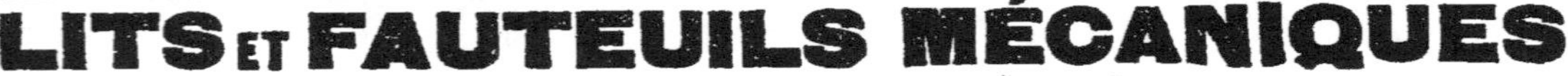

LITS ET FAUTEUILS MÉCANIQUES

pour Malades et Blessés

Appareil adopté par l'Académie de Médecine de Paris en 1847.—19 médailles aux Expos. franç. et angl. Académ. et Sociétés savantes. Dipl. d'honn. Exp. int. de Paris 1875; Med. de 1re Classe, Exp. int. Bruxelles, 1876; Méd. d'Argent Paris, 1878; Méd. d'Or Paris, 1879; *Hors concours*. Paris 1880.

DUPONT, PARIS, RUE HAUTEFEUILLE, 10 (près de l'École de Médecine)

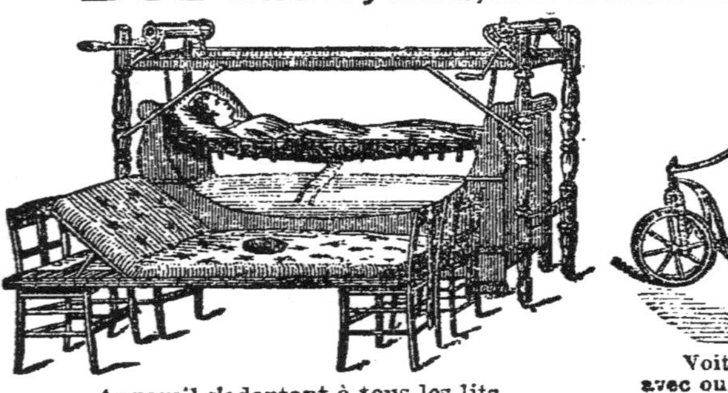

Appareil s'adaptant à tous les lits.

Voiture de promenade avec ou sans tablier et capote

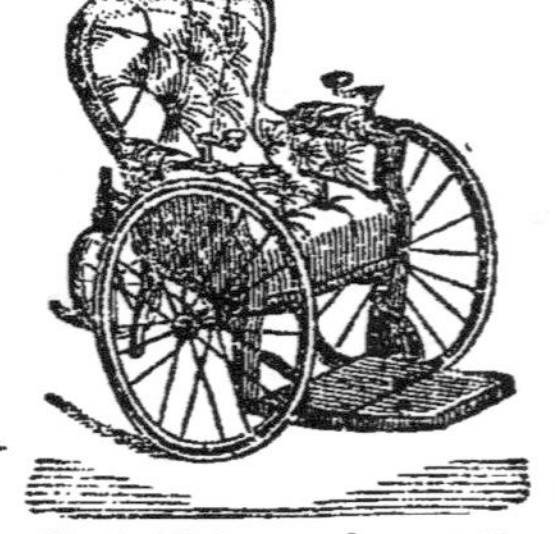

Fauteuil à grandes roues caoutchoutées Mu par 2 manivelles

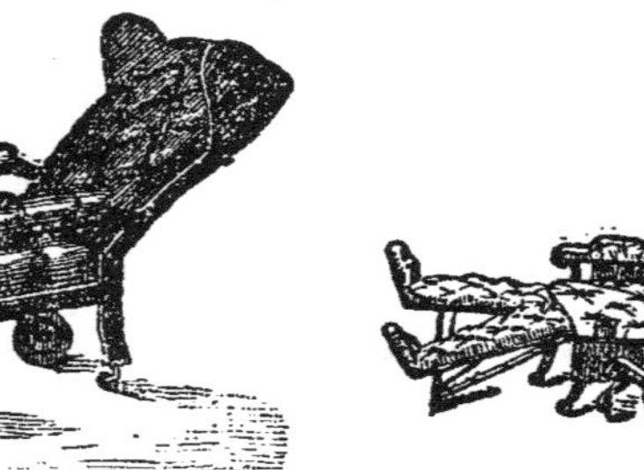

Fauteuils à manivelles, dossier articulé

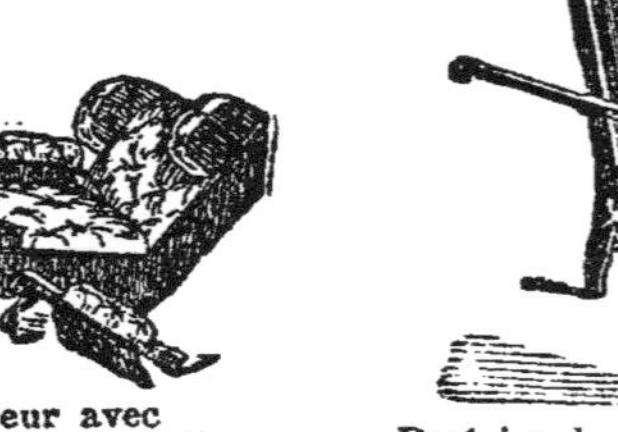

Automoteur avec porte-pieds à 2 articulations

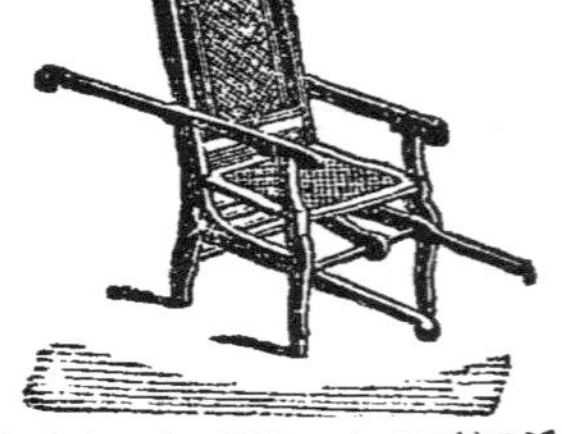

Portoirs de différents systèmes

Envoi Franco du *Catalogue illustré* sur demande affranchie.

DIPLOME D'HONNEUR, PARIS 1885.

MACON, IMPRIMERIE PROTAT FRÈRES.

PRINCIPALES PUBLICATIONS

Du Docteur GRELLETY

1873. De l'hématurie dite essentielle dans les climats tempérés. In-8 de 70 pages.

1874. Vichy médical. Guide des malades à Vichy. In-12 de 360 pages.

1876. De l'hygiène et du régime des malades à Vichy. In-8 de 80 pages. — 2e édition de 132 pages, en 1884.

— Du merveilleux au point de vue médical. G. Baillière. In-8 de 86 pages.

1877. Influence de l'abus du tabac sur les troubles gastro-intestinaux. *Médaille de bronze.*

1878. Contribution à la thérapeutique de quelques dermatoses de nature arthritique. In-8 de 48 pages. G. Baillère.

1879. Bibliographie de Vichy, suivie d'une notice sur les eaux et le traitement du diabète. In-8 de 70 pages. *Mémoire couronné par l'Académie de médecine.*

— Du climat de Nice et des maladies traitées dans cette ville. In-8 de 20 pages. Typographie Hennuyer.

— Des divers traitements de la fièvre typhoïde. *Couronné au Concours par la Société médicale de Tours.*

1880. Nouvelles preuves des bons effets des eaux alcalines dans le traitement des dermopathies de nature arthritique. *Annales de la Société de thérapeutique*, in-8.

— Une cure thermale aux eaux de Vichy pendant le XVIIe siècle. *Revue scientifique*, no du 27 mars. — *Revue Bourbonnaise*, 15 juin 1884.

— Le mariage, ses avantages et sa moralité. Edition elzévir sur papier de Hollande. Imp. Protat. *Médaille d'honneur de la Société d'encouragement au bien.*

— Des principales complications du diabète. In-8, Lyon. Association typographique.

— Analyse et compte rendu des 17 thèses d'agrégation en médecine, soutenues en mars 1880. G. Masson, in-8 de 130 pages.

1881. Notice médicale sur les eaux de Vichy, suivie d'une réfutation de la prétendue cachexie, consécutive à la cure alcaline. In-18 de 74 pages, traduit en plusieurs langues.

— Lettres contre l'inspectorat des eaux minérales. *Avenir de Vichy.*

1883. Vichy-Cusset et leurs eaux (3e édition). In-12 de 430 pages. 4e édition en 1886.

— Des précautions hygiéniques et prophylactiques à prendre contre la fièvre typhoïde. In-8 de 24 pages, publié par la *Société française d'hygiène.*

— Traité élémentaire de la fièvre typhoïde. 1 volume de 420 pages. A. Delahaye et Lecrosnier, place de l'Ecole-de-Médecine. Prix : 5 francs.

1884. Traitement du psoriasis par la traumaticine chrysophanique. *Revue médicale de Toulouse*, 15 juin 1884.

— Pour tuer le temps. Livre d'heures.... perdues. Imp. Bougarel, in-12 de 300 pages.

1885. Des propriétés thérapeutiques faussement attribuées à l'urine. *Journal d'hygiène.*

— De la lithiase et de la pseudo-gravelle biliaire. *Journal de médecine de Bordeaux*, 27 septembre.

MACON, IMP. PROTAT

www.ingramcontent.com/pod-product-compliance
Lightning Source LLC
LaVergne TN
LVHW010120230826
846091LV00001BA/101

* 9 7 8 2 3 2 9 5 7 1 1 1 9 *